U0260121

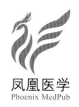

凤凰医学
Phoenix MedPub

临床功能咬合学
基于咬合 7 要素的临床咬合学

Functional Occlusion

［日］小出馨 / 主编

汤学华 / 译

江苏凤凰科学技术出版社 · 南京

RINSHO KINO KOGOGAKU KOGO NO 7YOSO NI YORU OCCULUSION NO RINSHO
Edited by Kaoru Koide
© Ishiyaku Publishers, Inc. 2022
Originally published in Japan in 2022 by Ishiyaku Publishers, Inc.
Chinese (Simplified Character only) translation rights arranged with Ishiyaku Publishers, Inc.
through TOHAN CORPORATION, TOKYO.

江苏省版权局著作合同登记　图字：10–2023–65 号

图书在版编目（CIP）数据

临床功能咬合学: 基于咬合7要素的临床咬合学 / (日) 小出馨主编; 汤学华译.
—南京: 江苏凤凰科学技术出版社, 2023.6
　　ISBN 978–7–5713–3541–0

Ⅰ. ①临… Ⅱ. ①小… ②汤… Ⅲ. ①口腔科学—矫形外科学 Ⅳ. ①R783

中国国家版本馆 CIP 数据核字 (2023) 第 080168 号

临床功能咬合学——基于咬合 7 要素的临床咬合学

主　　　　编	［日］小出馨
译　　　者	汤学华
策　　　划	傅永红
责 任 编 辑	杨　淮　徐娅娴　蒋铭扬
责 任 校 对	仲　敏
责 任 监 制	刘文洋

出 版 发 行	江苏凤凰科学技术出版社
出版社地址	南京市湖南路 1 号 A 楼，邮编：210009
出版社网址	http://www.pspress.cn
印　　　刷	三河市春园印刷有限公司

开　　　本	889 mm × 1194 mm　1/16
印　　　张	14.25
插　　　页	4
字　　　数	360 000
版　　　次	2023 年 6 月第 1 版
印　　　次	2023 年 6 月第 1 次印刷

标 准 书 号	ISBN 978–7–5713–3541–0
定　　　价	228.00 元（精）

图书如有印装质量问题，可随时向我社印务部调换。

主编简历

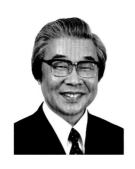

小出馨

1953 年　出生于日本新潟县
1979 年　毕业于日本齿科大学新潟齿学部
1983 年　完成日本齿科大学研究生学习
1988 年　多伦多大学齿学部修复科客座教授（直到 1995 年）
1989 年　日本齿科大学新潟齿学部（现为新潟生命齿学部）助理教授
1998 年　日本齿科大学新潟齿学部（现为新潟生命齿学部）教授
　　　　　日本齿科大学研究生院新潟齿学研究科（现为新潟生命齿学研究科）教授
2022 年　日本齿科大学名誉教授

译者简介

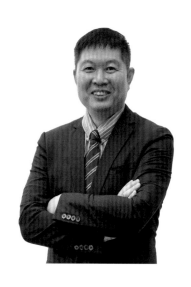

汤学华 博士，主任医师

1996 年 6 月　毕业于中国人民解放军空军军医大学

1996 年 7 月至 2016 年 12 月　工作于原南京军区总医院口腔科

2001 年 9 月至 2002 年 9 月　日本 ILO 协会研修生

2005 年 9 月至 2007 年 12 月　南京大学医学院硕士研究生

2008 年 4 月至 2012 年 3 月　日本大阪大学齿学研究科博士研究生

2015 年 1 月　南方医科大学硕士研究生导师

2017 年 7 月　成立南京秦淮久雅口腔诊所

2019 年 8 月　成立南京久雅口腔医疗管理有限公司

长期从事口腔修复、牙齿美学修复、咬合诊断与治疗、颞下颌关节病诊断与治疗等工作。迄今在国内外发表论文 20 余篇，其中被 *Journal of Dentistry* 等国际知名杂志收录 SCI 论文 7 篇，翻译专著《口腔种植咬合技术》《自体牙移植与再植》《日常临床实用咬合技术》《口腔修复治疗必备咬合基础知识》《天然牙形态学：基础篇》《天然牙形态学：进阶篇》《片冈繁夫牙齿形态学》《舒适性全口义齿修复学》。主要从事咬合学、牙齿美学、修复与种植材料等方面的研究。

原著序

　　医疗的目的是维持人体的健康，其中牙科治疗的作用是预防口颌系统的疾病，并且以牙列为主，其维持着口颌系统各组织的重建与保全功能。维持的功能不仅有咀嚼、吞咽、呼吸、发音、口腔感觉、姿势维持及身体运动能力，同时还包含美学，在这些功能中，任何一个都影响着人们每天的生活质量，进而直接影响身心健康及人生的幸福感。牙科医学起到的作用极大，牙科从业者必须充分认识到自己肩负的重大责任。

　　牙科治疗的原则是保全残留组织并提高功能恢复率，牙科治疗的重点是为每位患者提供形态和功能都与口颌系统相协调的安全治疗。一旦口颌系统的协调性丧失，构成口颌系统的各要素就会出现各种各样的问题。换言之，就是口颌系统的肌肉群、颞下颌关节、咬合（牙冠、牙根、牙周膜、牙槽骨、牙龈）的机械应力增大，一旦超过生理极限就会形成障碍。

　　这种机械应力增大的主要原因是"咬合"。例如，在牙尖交错位紧咬牙，根据其牙尖交错位与髁突稳定位的协调与否，在危害性上会产生显著差异。另外，偏离牙尖交错位的诱导如果与患者口颌系统不协调，就会给予其关联的颞下颌关节、肌肉及咬合带来障碍。

　　因此，牙科从业者应追求的首要目标是正确诊断患者口颌系统的协调性。认知形成诊断与治疗基准的口颌系统重要性是牙科从业者的基础，是提高治疗能力的关键。

　　在临床上，与口颌系统诊断基准直接相关的重要因素有很多，但是牙科医学本科院校的核心教育课程不包括这部分内容。现如今，因国内外各种各样的消息泛滥，筛选出诊断与治疗必需的重要因素，并形成治疗体系，仍处于极其困难的状态。

　　因此，本书把口颌系统的诊断，特别是咬合诊断与治疗的必须重要因素整理成"咬合7要素"，结合临床，并尽可能做具体介绍。另外，本书列举了根据"咬合7要素"进行诊查、检查、诊断及咬合重建的实际病例。

　　本书于2009年12月在双月刊《修复临床》杂志上作为增刊发行，至今在第3次印刷发行之际，我对内容做了进一步修订，在新添加索引的基础上使其书籍化。为了实现更恰当的牙科治疗体系，并且在牙科医师与牙科技师、牙科护士相互信任与顺利协作的基础上，为患者实实在在地提供具体化的有益治疗，我衷心期望本书能够为读者提供微不足道的帮助。

小出馨

日本齿科大学名誉教授

2022年1月

译者序

2021年因日本同学介绍，我有幸拜读了小出馨先生主编的这本《临床功能咬合学——基于咬合7要素的临床咬合学》。虽然这本书在当时只是日本修复学杂志的增刊，但是一直在帮助日本牙科医师、牙科技师及牙科护士的临床工作，使他们受益匪浅。虽然这本增刊自2009年12月发行以来已经反复多次印刷，但是一直未能满足口腔医疗机构从业人员的需求。恰逢2022年春节放假期间，偶然通过网络发现这本增刊以书的形式于2022年2月出版发行，于是本人决定加班加点地翻译，一定尽快把这本实用价值极高的参考书奉献给我国的广大同仁，希望对大家的临床工作有所帮助，以便更好地造福患者。

我在学习与翻译的每时每刻都深深地体会着本书的实用性。其中的每个章节、每个要点、每个操作方法和诊断方法都与我们的日常临床工作息息相关。从口腔科"保全残留组织并提高功能恢复率"的治疗原则，到必要的三个诊断及咬合7要素，都完全切中日常临床工作的要点，时时刻刻体现着口颌系统功能协调的重要性。本书的所有临床病例，从接诊到诊断到最终的治疗，无一例不体现了"咬合－肌肉－颞下颌关节"的协调关系，真正实现了每个治疗都让患者充分满意。

本书中的日常口腔疾病诊断必需的口腔功能检查方法（肌肉触诊法、颞下颌关节触诊法、咬合检查）及治疗方法等内容非常实用，不需要依靠各种昂贵的设备与仪器，非常便于落地实施。各种手法与技巧的操作流程以具体照片进行呈现，非常直观，通俗易懂，即使是刚入门的初学者，经过短时间的训练也能熟练地掌握并应用。咬合7要素是口颌系统疾病的诊查、检查、诊断及咬合重建之根本，每个环节都必不可少，都必须具体地体现。只有这样才能为每位患者提供形态及功能都与口颌系统相协调的安全治疗。

《临床功能咬合学——基于咬合7要素的临床咬合学》首次在我国出版发行，衷心期望本书能给广大同仁提供微不足道的帮助。如果本书在日常临床中，能让牙科医师与牙科技师、牙科护士在相互信任与顺利协作的基础上，真正为广大患者实实在在地提供具体化的有益治疗，为患者提供更恰当的治疗体系，那么我的微薄之力也就得到了极大的满足。

本书在翻译过程中得到了南京久雅口腔医疗管理有限公司全体同事的大力支持与帮助，在此深表谢意！

因时间仓促，不足之处在所难免，敬请广大读者谅解！

汤学华

2022年国际劳动节于南京

编著者名单

■ 主编

小出馨

日本齿科大学名誉教授

■ 编者

秋山公男

千叶县浦安市齿
成会有限公司

小野寺保夫

古莎（Kulzer）
齿科日本有限公司

近藤敦子

日本齿科大学新潟
医院综合诊疗科

千叶夏未

仙台市青叶区
旭丘齿科诊所

松岛正和

东京都千代田区
神田齿科医院

八卷由贵夫

福岛县伊达郡伊达
齿科诊所

浅沼直树

日本齿科大学
新潟生命齿学部
齿科修复学一科

上林健

横滨市青叶区
自然陶瓷有限公司

崎田龙仁

鹿儿岛县薩摩川内
市鹿儿岛研磨中心

西川新

神户市垂水区
新齿科诊所

松本彻

群马县伊势崎市
阪东齿科诊所

服部乃莉子

福岛县东白川郡棚
仓中央齿科医院

浅野荣一朗

福岛县伊达郡
伊达齿科诊所

木村义明

北海道上川郡美学
艺术设计有限公司

佐藤利英

日本齿科大学
新潟生命齿学部
医学博物馆

西川义昌

鹿儿岛县曾於市
住吉齿科医院

三浦康伸

大阪市都岛区
三浦齿科医院

吉泽和之

东京都大田区光环
（AUREOLA）
有限公司

海老原宽子

福岛县伊达郡
伊达齿科诊所

黑川裕臣

日本齿科大学
新潟生命齿学部

佐藤三幸

新潟市中央区
深雪齿科

早川顺满

横滨市青叶区
青叶台齿科诊疗所

水桥史

日本齿科大学
新潟生命齿学部
齿科修复学一科

渡边正宣

仙台市青叶区
旭丘齿科诊所

大西一男

宫崎县宫崎市
大西齿科医院

小出胜义

日本齿科大学
新潟医院访问齿科
口腔保健科

白石大典

神奈川县藤泽市
湘南陶瓷有限公司

福田博规

古莎（Kulzer）
齿科日本有限公司

宫本绩辅

神奈川县镰仓市
宫本齿科医院

大林势津子

岩手县盛冈市
茶田齿科医院

小出未来

日本齿科大学
新潟生命齿学部
齿科理工学科

高桥睦

日本齿科大学
新潟生命齿学部
生理学科

星久雄

新潟市中央区
星齿科技工室

森野隆

静冈县三岛市
森野齿科技工所

大薮广司

大阪府东大阪市
阿尔法（Alpha）
齿科技术公司

儿玉敏郎

宫崎县宫崎市
儿玉齿科医院

田中希代子

兵库县三田市
田中齿科医院

松尾宽

大阪府丰中市
M's TRIDENT

八子诚一郎

新潟县西蒲原郡
八子齿科医院

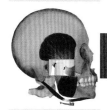

目　录

诊断、治疗原则与"咬合 7 要素" 　　　　　　　　　　　　　　　　1

第一部分　口颌系统结构（形态、构造、功能）　　　　　　　5

　一、口颌系统结构与功能维持　　　　　　　　　　　　　　　　6
　二、评价口颌系统功能的重要性　　　　　　　　　　　　　　　6
　三、口颌系统功能解剖　　　　　　　　　　　　　　　　　　　8
　　　3-1　颞下颌关节形态、构造与功能　　　　　　　　　　　　8
　　　3-2　牙齿形态、构造与功能　　　　　　　　　　　　　　15
　四、口颌系统解剖学标准　　　　　　　　　　　　　　　　　28
　　　4-1　Bonwill 三角（Bonwill triangle）　　　　　　　　28
　　　4-2　Balkwill 角（Balkwill angle）　　　　　　　　　28
　　　4-3　咬合曲线（Occlusal curve）　　　　　　　　　　28
　　　4-4　参考平面（Reference plane）　　　　　　　　　　30

第二部分　后牙形态连续性的 20 项　　　　　　　　　　　　31

　一、后牙形态连续性的把握方法　　　　　　　　　　　　　　32
　二、后牙形态连续性的 20 项　　　　　　　　　　　　　　　32

第三部分　口腔功能检查　　　　　　　　　　　　　　　　　37

　一、牙科治疗 3 个必要诊断　　　　　　　　　　　　　　　38
　二、肌肉触诊法　　　　　　　　　　　　　　　　　　　　43
　三、颞下颌关节触诊法　　　　　　　　　　　　　　　　　48
　四、咬合检查　　　　　　　　　　　　　　　　　　　　　51
　专栏：Ante 法则　　　　　　　　　　　　　　　　　　　52

第四部分　口腔功能诊断　　　　　　　　　　　　　　　　53

　一、正常状态与各种疾病的症状　　　　　　　　　　　　　54
　二、与各种疾病相应的手法治疗实践　　　　　　　　　　　59

第五部分　咬合 7 要素　　　　　　　　　　　　　　　　　69

　一、关于咬合 7 要素　　　　　　　　　　　　　　　　　　70
　二、咬合 7 要素具体化的𬌗架　　　　　　　　　　　　　　72

第六部分　咬合 7 要素 -1 ——牙尖交错位的位置　　**73**

一、垂直距离决定基准　　74
二、正中关系的恰当诱导法　　76
　　2-1　哥特式弓描记法　　77
　　2-2　前牙咬合夹具法（Anterior jig）　　80
　　2-3　Dawson 双手扶持下颌法（Bilateral manipulation technique）　　85
专栏：哥特式弓口外描记法　　87
三、正中关系的影响因素　　88
四、𬌗架上牙尖交错位的再现功能　　90
专栏：咬合对口颌系统的影响及力的恰当分配　　92

第七部分　咬合 7 要素 -2 ——牙尖交错位的接触关系　　**93**

一、有牙颌咬合接触点的设定　　94
　　1-1　牙尖对边缘嵴关系　　94
　　1-2　牙尖对窝关系　　94
二、活动义齿咬合模式的设定　　96
　　2-1　完全平衡𬌗　　96
　　2-2　舌侧集中𬌗　　96
　　2-3　单侧平衡𬌗无牙尖（0°）人工牙　　101
　　2-4　交叉咬合　　103
专栏：Kennedy 分类与 Eichner 分类　　104

第八部分　咬合 7 要素 -3 ——牙尖交错位的稳定性　　**107**

一、检查稳定性的各种方法　　108

第九部分　咬合 7 要素 -4 ——偏离牙尖交错位的诱导部位　　**113**

一、有牙颌前牙诱导部位与设定基准　　114
二、有牙颌侧方偏离牙尖交错位时后牙咬合接触的诊断基准　　122
　　2-1　偏离牙尖交错位咬合时后牙无咬合接触　　123
　　2-2　非工作侧咬合时有咬合接触　　123
　　2-3　非工作侧不咬合时有咬合接触　　124
　　2-4　非工作侧有牙尖干扰，其他牙咬合分离　　124
　　2-5　工作侧咬合时有咬合接触　　124
　　2-6　工作侧不咬合时有咬合接触　　125
　　2-7　工作侧颊侧有牙尖干扰，其他牙咬合分离　　125
　　2-8　工作侧舌侧有牙尖干扰，其他牙咬合分离　　125
三、活动义齿前牙诱导部位与设定基准　　126
专栏：Hanau quint 咬合平衡的咬合 5 要素　　128

第十部分 咬合 7 要素 -5——偏离牙尖交错位的诱导方向   **129**

一、应该形成侧方诱导   130
二、侧方前伸运动诱导（M 型诱导，抑制下颌向后的侧方前伸诱导）与工作侧髁突
   运动轨迹的关系   133
三、再现下颌运动   136
     3-1 面弓转移的作用   136
     3-2 使用咬合记录法调节髁道   140
     3-3 工作侧侧方髁道角调节装置的有效性   140

第十一部分 咬合 7 要素 -6——咬合平面的位置   **149**

一、咬合平面位置的评价   150
二、蜡堤的制作基准   150
专栏：Wadsworth 𬌗架（Wadsworth articulator）   152

第十二部分 咬合 7 要素 -7——咬合平面的曲度   **153**

一、咬合平面位置与曲度的设定   154
     1-1 矢状弯曲的设定   154
     1-2 侧方弯曲的设定   154
     1-3 Proarch 咬合平面分析仪   155
二、诊断蜡型与临时修复体   156
三、基牙制备   162
四、实际的滴蜡技术   168

第十三部分 𬌗架的特征与要件   **171**

一、各种𬌗架的特征   172
二、𬌗架的类型与髁导装置   173
三、倒置式髁道调节的优点与调节方法   175
四、下颌运动的再现   179

第十四部分 𬌗垫   **185**

一、𬌗垫治疗的目的   186
二、𬌗垫的制作标准   186

第十五部分 临床病例   **191**

一、上颌总义齿，下颌可摘局部义齿病例   192
二、上颌总义齿，下颌种植固定修复病例   196
三、上下颌种植固定修复病例   199
四、正畸病例   209
五、颞下颌关节病病例   213

参考文献   **215**

与诊断的前提下想方设法采取策略以充分保全残留组织。提高功能恢复率是指尽可能提高咀嚼、吞咽、呼吸、发音、感觉、维持姿势及美学等口颌系统各功能的恢复率。

不论是修复、正畸、牙体牙髓、牙周，还是颌面外科等，只要涉及任何实际牙科治疗，为提高预后效果，三个明确的诊断不可或缺。这三个诊断分别是：① 包括现有咬合状态的"病情诊断"；② 查明导致现症状的原因和防止复发的"发病机制诊断"；③ 决定具体治疗目标的"终极诊断"。只有在术前给患者进行这三个诊断，明确病情，才能最终确定最合理的治疗方案，避免出现对症治疗、过度治疗及疾病的反复复发（图2）。

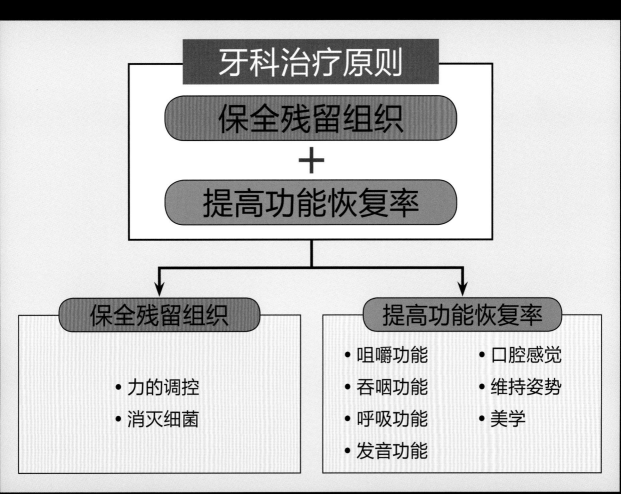

图1　牙科治疗原则

咬合在各种机能中主要以咀嚼为主，它不仅是功能恢复率的重要影响要素，也是对力的调控有较大影响的重要要素。

咬合的构成要素有 7 个方面：① 牙尖交错位的位置；② 牙尖交错位的接触关系；③ 牙尖交错位的稳定性；④ 偏离牙尖交错位的诱导部位；⑤ 偏离牙尖交错位的诱导方向；⑥ 咬合平面的位置；⑦ 咬合平面的曲度（图 3）。临床进行咬合诊断与咬合重建时，只有分别研讨这 7 个要素，治疗时不疏忽应该纳入具体病例的重要因素，最终才能提高预后，使咬合关系与患者口颌系统相协调。

牙科治疗 3 个必要诊断

1. 病情诊断 （分析现状）
2. 发病机制诊断 （防止复发）
3. 终末诊断 （决定治疗目标）

图 2　牙科治疗 3 个必要诊断

咬合 7 要素

1. 牙尖交错位的位置
2. 牙尖交错位的接触关系
3. 牙尖交错位的稳定性
4. 偏离牙尖交错位的诱导部位
5. 偏离牙尖交错位的诱导方向
6. 咬合平面的位置
7. 咬合平面的曲度

图 3　咬合 7 要素

以下三维 CT 显示了 3 种不同的关节状态。

图 4 与图 5 是正常健康人的影像，从外侧到内侧显示正常影像。

图 6 与图 7 是 20 年前接受全口修复治疗患者的三维 CT 影像，治疗后不久左侧颞下颌关节出现了弹响与疼痛，随后确认有明显的张口受限与杂音，即使现在仍旧存在颞下颌关节部位疼痛与肌肉症状。髁突从外向内出现明显的骨吸收，颞骨关节结节也变得平坦。

图 8 与图 9 是 13 岁开始正畸治疗患者的三维 CT 影像，治疗后颞下颌关节出现髁突吸收合并前牙开𬌗症状，7 年后仍旧存在颞下颌关节症状与咬合不调。两侧髁突一直到颈部出现明显的骨吸收。

以上患者均无任何全身基础疾病，推测导致现在症状的原因可能是咬合不调时没有恰当调控力度，结果导致机械应力集中。

良好的咬合关系在进行力度调控时具有重要意义，医师必须充分意识到，根据"咬合 7 要素"进行正确的诊断，恰当保全残留组织的重要性。

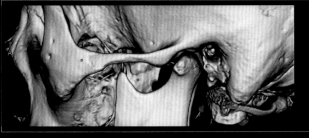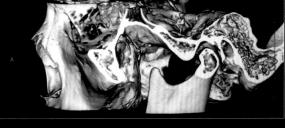

图 4，图 5　从内到外表现正常的影像

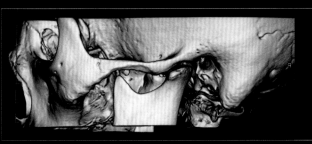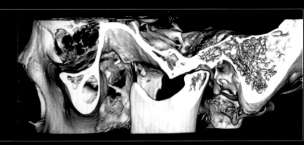

图 6，图 7　髁突从外向内出现明显的骨吸收，颞骨关节结节也因骨吸收而变得平坦

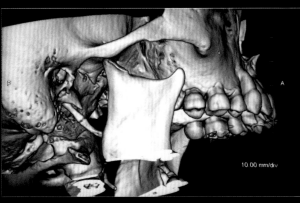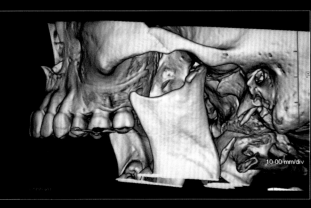

图 8，图 9　两侧髁突一直到颈部出现明显的骨吸收

Part 1

第一部分　口颌系统结构（形态、构造、功能）

一、口颌系统结构与功能维持

　　小出馨，佐藤利英

二、评价口颌系统功能的重要性

　　小出馨，佐藤利英

三、口颌系统功能解剖

　　3-1　颞下颌关节形态、构造与功能

　　近藤敦子，小出胜义，水桥史

　　3-2　牙齿形态、构造与功能

　　小出馨，星久雄，上林健，白石大典

四、口颌系统解剖学标准

　　高桥睦，大林势津子

一、口颌系统结构与功能维持
二、评价口颌系统功能的重要性

　　口腔科的专业领域是口颌系统，口腔医师给患者口颌系统的功能与协调进行准确治疗非常重要。因此我们口腔医疗工作者首先必须对口颌系统各组织进行准确地检查与诊断，近年来，口颌系统功能的协调不仅越来越受到口腔医疗工作者的重视，普通人也逐渐意识到其非常重要。

　　口颌系统行使功能时下颌运动起着极其重要的作用，其运动的诱导要素是颞下颌关节形成的后方诱导与牙齿形成的前方诱导。左右颞下颌关节同时运动时可诱导下颌进行各种精细运动。因此，咬合、肌肉与颞下颌关节在三维空间的协调活动不可或缺。如果咬合不协调，就可以引起颞下颌关节与肌肉的障碍。在口腔临床中，对构成口颌系统的咬合、肌肉与颞下颌关节的功能检查必不可少，这是任何口腔医师应当具备的基本共识。

　　但是，现实中绝大多数医疗机构都没有对这种极其重要的口颌系统功能进行准确的评价。原因是医学院校对口颌系统的重要性和口腔功能检查的实际操作方法没有进行系统性传授，一直以来，学者们提倡的检查方法其有效性有待提高，并且在日常临床中也很难应用。

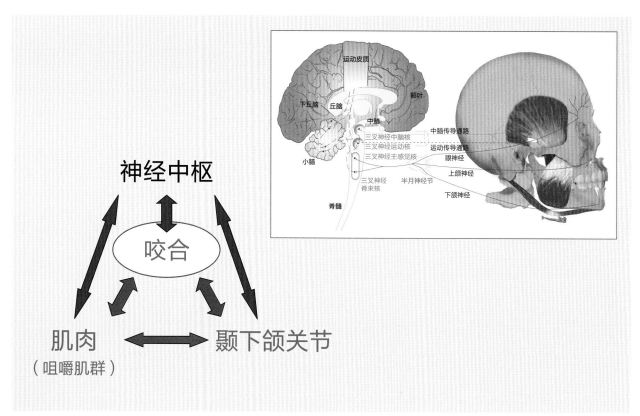

图 1　口颌系统的组成

如果咬合问题导致口颌系统不协调，就会出现关联的肌肉过度紧张，颞下颌关节应力集中，从而引起肌肉与颞下颌关节压痛、运动疼痛和自发痛，进一步出现各种功能障碍。特别是压痛，通常情况下患者无自觉症状，通过口腔医师对肌肉与颞下颌关节的触诊，患者才开始感觉异常，根据这种情况可以说明肌肉与颞下颌关节的触诊检查必不可少。另外，颞下颌关节存在功能异常的情况下，髁突运动轨迹、髁突运动时的旋转与滑移时机、最大开闭口运动时左右髁突开始运动时期与最大开口位左右髁突的停止方式，以及颞下颌关节振动与杂音等，通过下颌运动时触诊就可以感知与病情相应的症状。

因此，初诊时如果对口颌系统不进行触诊筛查，那么口腔医师与患者均会忽视潜在的口颌系统不协调而直接根据患者的主诉进行治疗，结果常常导致病情恶化。另外，由于肌肉与颞下颌关节的症状是综合因素的产物，因此仅仅通过肌肉、颞下颌关节、咬合各自独立的症状很难准确把握口颌系统的情况，只有以客观的检查结果为基础进行综合评价，才能更准确地掌握病情。

医师在进行肌肉与颞下颌关节触诊时，首先应对"口颌系统各部分的形态、构造与功能"，即身体的正常状态有着充分的认识。其次才是在口颌系统功能正确检查诊断的基础上，揭示"口颌系统各部分的形态、构造与功能"的重要基本事项。

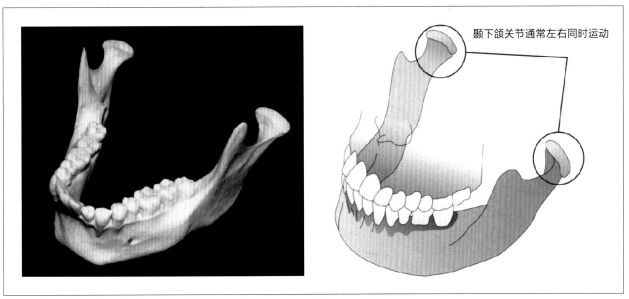

图2 咬合与口颌系统的协调。左右两侧颞下颌关节同时运动诱导下颌，构成口颌系统的颞下颌关节、肌肉与咬合在三维空间的协调；相反，咬合在控制髁突位置方面，即使微弱的咬合不协调也可能导致以牙列为首的颞下颌关节与肌肉承受很大的应力

三、口颌系统功能解剖

口颌系统功能解剖

为理解口颌系统各种功能，评价各种症状和体征并进行治疗，必须充分认识组成颞下颌关节各个部分的正常形态、构造及功能。另外，咬合重建时须综合理解正中关系。参与组成颞下颌关节各个部分的正常形态、构造及功能的有颞骨下颌窝与关节结节、下颌骨髁突、关节盘、双板区上下层静脉丛、关节盘前方上下韧带、关节盘内外侧韧带、关节囊、外侧韧带、翼外肌上下头，关于这些内容的详细说明请参考《修复临床增刊／基本功能解剖》。

3-1 颞下颌关节形态、构造与功能

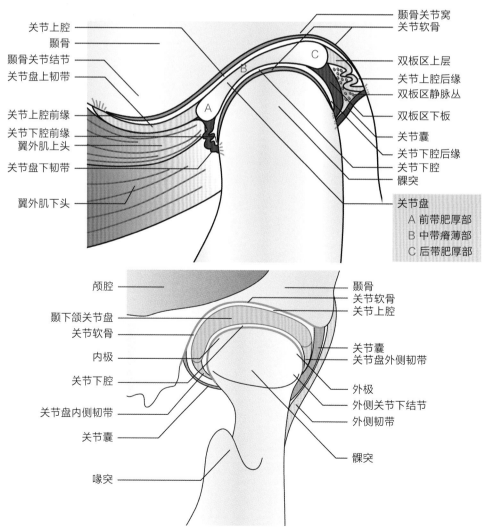

图 3，图 4 颞下颌关节各部分结构

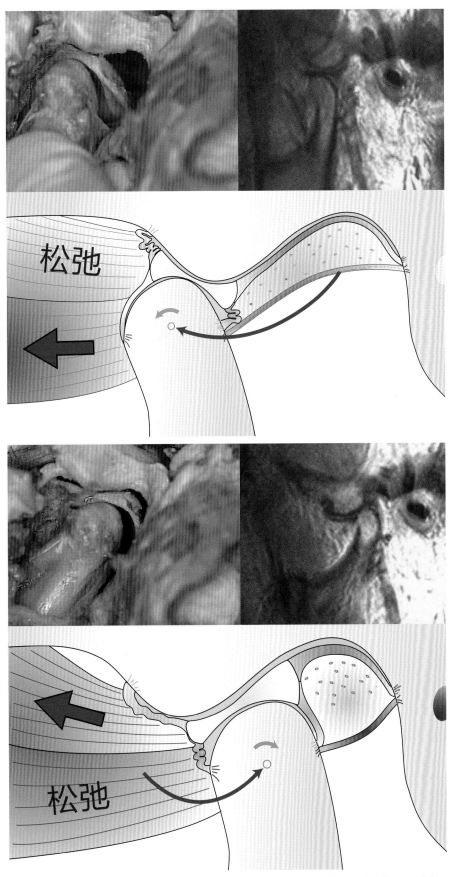

图5，图6　开闭口时翼外肌上头与下头的活动性和关节盘的位置。上头闭口时收缩，下头开口时收缩。颞下颌关节的关节盘常常介于功能面之间，进行顺畅的下颌运动

咀嚼肌功能解剖

1. 咬肌

（1）咬肌浅层

浅层整体向后下方发挥闭口功能，其实体是由走行方向微微不同的肌纤维束构成。因此，肌肉触诊时不能只以浅层中央一个位置作为代表进行检查，必须检查4个具有代表性的位置。由于浅层向后下方走行具有一定的角度，所以让左右肌肉每一侧相互作用可以进行强力的臼磨运动。另外，这样的走行在咀嚼等功能运动时不会将下颌推向颞下颌关节的后方，预防关节盘向前方转移。

（2）咬肌深层（图7）

咬肌深层是呈扇形的肌肉，后方以外部分全部被浅层覆盖。与浅层一样有闭口功能，呈扇形主要是向下颌支中央部位收束并终止，与其他闭口肌不同之处是可以发挥不受开口度影响的闭口功能。特别是从最大开口位置闭口时，即使是在咬肌浅层与翼内肌、颞肌不能充分发挥肌肉力量的情况下，咬肌深层也能稳定地发挥闭口的力量。

2. 颞肌（图8）

颞肌呈扇形展开，大致区分为前部、中央、后部肌束。从体积来看虽然是最大的咀嚼肌，但是这几部分通常不同时活动。也就是说颞肌根据肌纤维走行方向协同翼外肌等其他肌肉一边维持平衡，一边部分发挥功能。起始的颞窝范围以日本人为代表的黄种人与白种人存在非常大的差异，触诊时必须充分认知。特别是颞肌后部的附着范围明显比白种人狭窄。后部肌束终止部位后缘也位于下颌切迹最下方的后方，这种后部肌束如果终止于下颌前方，容易发挥下颌后退的作用，但是从髁突稳定的位置让下颌有效地后退比较困难。

3. 翼内肌（图9，图10）

翼内肌是与咬肌浅层夹着下颌支大致呈对称走行的闭口肌。咬合时与咬肌浅层协同作用，即使对于重要功能异常等导致的长期强咬合，也可以对抗咬肌浅层施加于下颌骨的强大机械负载而保持平衡，防止下颌骨变形与偏移。翼内肌起始部位的前缘覆盖翼外肌下头的起始部位并进一步附着于翼外肌下头的外侧。因此，翼外肌触诊时即使手指可以到达，但是也要通过颊黏膜、颊肌及翼内肌进行触诊，实际上不可能对翼外肌本身进行准确的评价。

翼内肌走行与咬肌浅层相同，向后下方具有一定的角度，所以让左右肌肉每一侧相互作用可以进行强力的臼磨运动，从而预防关节盘向前方转移。

4. 翼外肌（图11，图12）

翼外肌是下颌向前方运动的主要肌肉，由薄而扁平的上头与粗的下头组成。相对于上头，下头走行更偏向内侧。这样通过下头可以进行有效的侧方运动，左右下头肌束通过与下颌骨连接也可以顺利地进行前伸运动。另一方面，上头肌束主要分别附着于左右关节盘，走行方向比下头肌束更靠近前方，因此下颌向前方滑移时很难发生颞下颌关节的关节盘向前、向内、向下方转移。

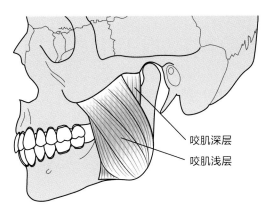

图 7　咬肌

咬肌深层
咬肌浅层

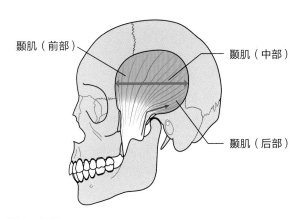

图 8　颞肌

颞肌（前部）
颞肌（中部）
颞肌（后部）

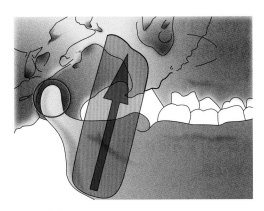

图 9　翼内肌

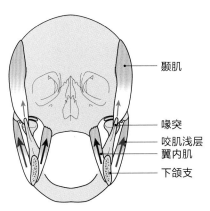

图 10　翼内肌起到对抗咬肌浅层施加于下颌骨的强大机械负载而保持左右平衡的作用

颞肌
喙突
咬肌浅层
翼内肌
下颌支

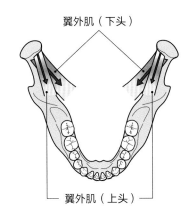

图 11　翼外肌上头与下头的走行差异

翼外肌（下头）
翼外肌（上头）

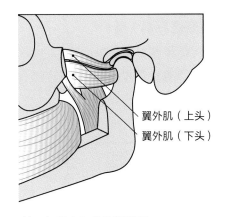

图 12　翼外肌与翼内肌的位置关系

翼外肌（上头）
翼外肌（下头）

　　如前所述，翼内肌起始部位前缘覆盖翼外肌下头的起始部位。因此，翼外肌触诊时即使手指可以到达，也要通过颊黏膜、颊肌及翼内肌进行触诊，一般不可能准确评价。

　　肌肉活动相对于上头闭口时收缩，下头开口时收缩。正如图中所示，开闭口时在关节盘准确定位的同时顺利地进行开闭口运动。

11

舌骨上肌群功能解剖

1. 二腹肌（图 13）

二腹肌后腹起自颞骨乳突切迹，中间腱穿过舌骨大角腱膜纤维环移行到前腹，终止于下颌骨二腹肌窝。如果舌骨下肌群收缩固定舌骨，二腹肌就会与其他舌骨上肌群一起作为开口肌行使功能。但是，二腹肌不是舌骨上肌群中唯一附着于舌骨的肌肉，与其说舌骨，倒不如说是让下颌骨运动的肌肉。下颌从前方位置向后方运动时起到辅助颞肌后部肌束行使功能，但是从牙尖交错位向后方牵引下颌时起到的作用比颞肌大。因此，与记忆印迹关联性高的肌肉是触诊时必须检查的肌肉。

二腹肌不是位于骨面上，而是通过舌骨呈悬空状吊着，通常触诊不可能进行准确的检查。因此，对于前腹，必须让患者轻轻张口并从下方触诊。自然头位后腹被下颌角覆盖，特别是下颌角小的患者触诊非常困难。自然头位状态下二腹肌上方被胸锁乳突肌覆盖，触诊极其困难。为了解决这样的问题，行之有效的方法是让患者向后仰头，二腹肌从下颌角部位与胸锁乳突肌之间分离。另外为了准确评价有无压痛，最好让下颌处于前伸位置，这样二腹肌处于伸展状态，更有利于检查。

2. 下颌舌骨肌（图 14）

下颌舌骨肌作为闭口肌行使功能，咀嚼运动过程中舌做侧方运动时具有维持舌骨位于恰当位置的重要功能。另外，吞咽时具有牵引口底与舌向上的功能。

3. 颏舌骨肌（图 14）

颏舌骨肌也作为闭口肌行使功能，舌骨不固定状态下具有牵引舌骨向前方的功能。舌向前方伸出时固定舌骨于前方，可以在舌上施加向前的压力或舔舌。

4. 茎突舌骨肌（图 13）

茎突舌骨肌基本不具备开口功能。中间部位分成两条肌束，跨过二腹肌后腹终止于舌骨大角的基底部位。吞咽过程中有效地牵引舌骨向后上方，同时发挥提高口底的功能。

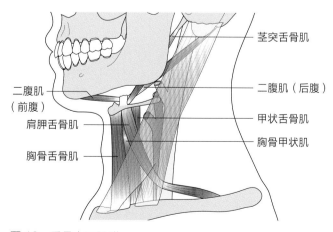

图 13 舌骨上下肌群

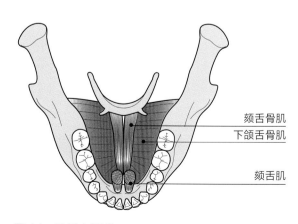

图 14 舌骨上肌群

舌骨下肌群功能解剖（图 13）

1. 胸骨舌骨肌

胸骨舌骨肌具有开口时固定舌骨和咀嚼、吞咽、发音时把升高的舌骨向下牵引并固定的功能。相反，舌骨通过其他舌骨上下肌群固定时发挥向上牵引胸骨的吸气辅助功能。

2. 肩胛舌骨肌

肩胛舌骨肌是二腹肌，中间腱附着于构成包绕颈内静脉的颈动脉鞘的气管前层。向下方牵引舌骨并行使开口功能，同时牵引气管前层抬起颈动脉鞘，对抗其他颈部肌肉的压力，以减轻施加于颈内静脉的压力，实现给大脑供血的重要功能。

3. 胸骨甲状肌

胸骨甲状肌除开口功能以外还有吞咽时向下牵引被甲状舌骨肌抬高的甲状软骨的功能。这样吞咽后立刻打开喉咙时气管内压上升，通过呼气防止食物等误入气管内。发声时与甲状舌骨肌一起具有控制甲状软骨位置的功能，另外还可以间接辅助颈部向前弯曲。

4. 甲状舌骨肌

甲状舌骨肌除向下牵引舌骨行使开口的功能外，还有舌骨固定状态下抬高甲状软骨的功能。吞咽时抬高甲状软骨向上牵引喉头，并与会厌（喉头盖）一起封闭喉咙口而实现防止误饮与误咽的重要功能。

韧带功能与 Posselt 图形（图 15，图 16）

附着于下颌的韧带包括覆盖于颞下颌关节外侧的外侧韧带和作为辅助韧带的蝶下颌韧带与茎突下颌韧带。

外侧韧带可防止髁突向外侧脱臼，同时限制髁突位于最前方位置的后部纤维与最后退位置的前部纤维行使主要功能时的过度运动。关于辅助韧带的蝶下颌韧带与茎突下颌韧带，查阅到目前为止的文献表明，它们不是行使口颌功能必需的韧带，但是对于下颌运动具有重要作用，这点必须充分认知。在理解 Posselt 图形所示下颌边缘运动范围的组成方面必须了解这些韧带的作用。

切点的下颌边缘运动范围形成香蕉样的棱柱形状，这就是通常所说的 Posselt 图形。20 世纪 40 年代由瑞典的 Posselt 发现，所以就以他的名字命名，由于 Posselt 的祖国是瑞典，所以也称作瑞典香蕉。Posselt 图形根据外侧韧带、蝶下颌韧带与茎突下颌韧带限制与形成许多要素。

开口状态下让下颌向前方运动到最前方咬合位置，这个位置距离牙尖交错位切点只能向前移动 10 mm 左右。此时髁突移动量也大致相同，为 10~12 mm，无论如何也达不到髁突最前方位置 18~22 mm 的移动量。那是由于两侧茎突下颌韧带限制了下颌前伸运动，并且把最前方咬合位固定在这个位置，保护二腹肌在下颌前伸运动过程中的过度伸展，防止肌肉疲劳与损伤。最后方咬合位置外侧韧带的前方纤维束不挤压髁突向后方，限制最后方咬合位置，起到保护双板区下层与颞下颌关节后方鼓室的作用。

　　在最大铰链开口位髁突不发生滑移，而是在关节窝内只做旋转运动。铰链开口一旦到达一定的开口度，蝶下颌韧带就会突然伸展而处于紧张状态，此位置就是限制铰链开口的下颌位。一旦铰链开口度过大，咬肌、颞肌、翼内肌就会过度伸展，可能出现肌肉疲劳或损伤，为防止这种情况发生，保护肌群具有非常重要的意义。

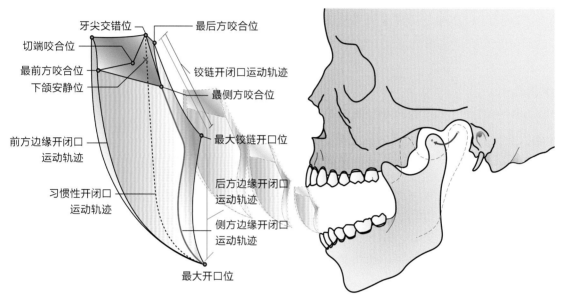

图 15　Posselt 图形

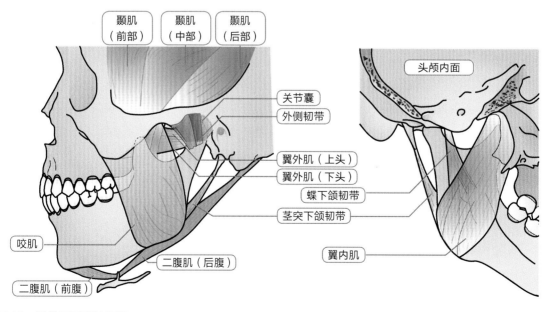

图 16　附着于下颌的韧带

3-2 牙齿形态、构造与功能

▎▨▨ 牙齿支持能力的推断

为了实现"保全残留组织并提高功能恢复率"这个原则，首先必须充分把握应该保全的残留组织状态。修复体设计的重要要素是对各种残留组织支持能力的诊断。根据各种残留组织支持能力恰当地分配功能压力是实现成功治疗的重要要素。以基牙为代表的余留牙支持能力必须根据牙齿类型（图17）、牙齿松动度、支持骨的吸收情况、牙根形态、牙轴倾斜度、邻面接触关系等状态的检查进行综合评价。

1. 支持骨发生吸收时的牙齿支持能力

当咀嚼力等强大的功能压力施加于牙与牙列时，力主要沿牙轴方向传递。人的牙根呈锥形，由于把功能压力分散到整个牙周膜，所以可以对抗较大的垂直压力。然而，如果功能压力形成的侧方压力集中于牙槽骨边缘一个地方，就容易造成牙周组织破坏。而且确定有支持骨吸收情况时，牙齿支持能力明显较低。

如果把牙根长度进行3等分，那么覆盖于牙根表面的牙周膜表面积由牙颈部向牙根方向的比大致为5：3：1（图18）。因此，骨吸收如果达到牙根长度的1/3，那么基牙的支持能力就会降到1/2以下；如果骨吸收达到牙根长度的2/3，那么基牙的支持能力大约为1/10。如果出现骨吸收，那么不仅牙周膜面积减小，而且作为杠杆力作用点的牙槽嵴顶也会向根尖方向转移，承受功能压力的牙槽嵴顶表面积也变得非常小，所以对于施加于牙冠部侧方压力的抵抗能力急剧降低。

2. 牙轴倾斜状态

如果牙齿近中倾斜，并且在牙轴倾斜25°的条件下，抵抗垂直方向功能压力的能力就会减小1/3~1/2（图19）。因此应该避免随意选择基牙。

3. 解剖学冠根长度比

通常在即使没有骨吸收的情况下，冠根长度比的不同也会形成支持能力的差异。解剖学冠根长度比在1/2以下的基牙具备足够的支持能力，冠根长度比为1的基牙未必具备足够的支持能力，冠根长度比在1以上则不适合作为基牙（图20）。

4. 牙根形态

后牙为多根牙，牙根分开程度越大，分散力的范围越广，支持能力也越高。牙根分开程度越小或融合成锥形，支持能力就越低（图21）。

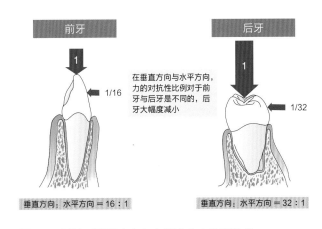

图17 牙轴对垂直方向与水平方向力的对抗性

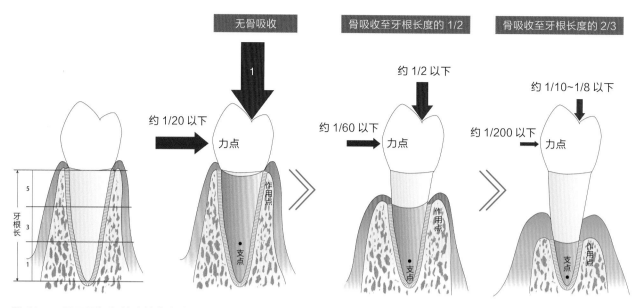

图 18　不同牙周组织的支持能力比较

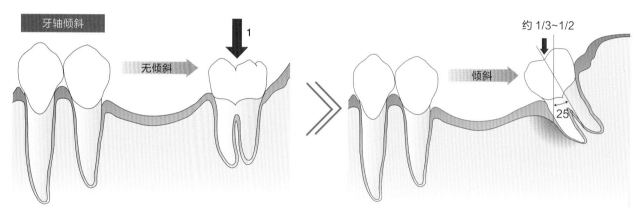

图 19　倾斜牙对垂直方向功能压力的对抗能力减弱

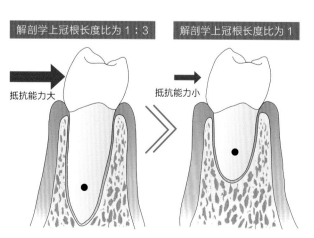

图 20　冠根长度比的不同对侧方压力的抵抗能力存在较大差异

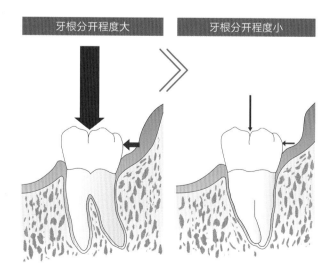

图 21　不同牙根形态对功能压力的抵抗能力比较

5. 不同牙齿的牙根表面积

不同牙齿的牙根表面积不同，在上下颌前牙与前磨牙中尖牙牙根表面积的值明显较大，表现出尖牙诱导的优越性。第一磨牙牙根表面积的值最大，其次是第二磨牙（图22）。

6. 后牙牙冠修复时颊舌侧覆𬌗覆盖

后牙牙冠修复时笔者们把颊舌侧覆𬌗覆盖值设置得比天然牙列更小（图23）。这是考虑力沿牙轴方向传递、适当地把持食物的能力、预防咬伤等而设置的临床有效值。

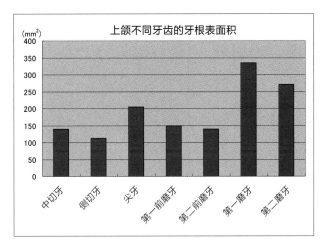 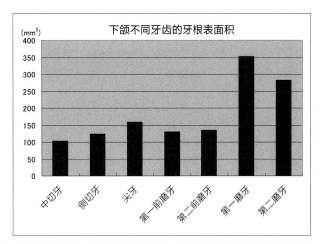

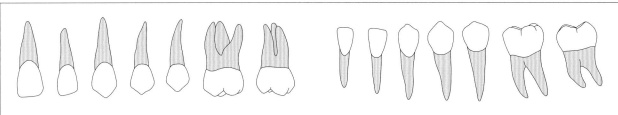

图22　上下颌不同牙齿的牙根表面积

第一前磨牙　　第二前磨牙　　第一磨牙　　第二磨牙

		第一前磨牙	第二前磨牙	第一磨牙	第二磨牙
颊侧（mm）	覆𬌗	1.5	1.0	1.0	1.0
	覆盖	4.0	4.0	4.5	4.0
舌侧（mm）	覆𬌗	1.0	1.0	1.0	1.0
	覆盖	1.5	2.0	2.5	2.0

图23　后牙牙冠修复时颊舌侧的覆𬌗覆盖

　　天然后牙在乳牙至恒牙的替换阶段，由于萌出延迟等原因，多少会导致萌出位置异常和牙轴倾斜度改变等问题。暂且毫无问题和异常的牙列，虽然覆𬌗覆盖充裕且较大，但是作为牙冠修复时其覆𬌗覆盖也会过大。

　　图24～图29表示牙冠修复时恰当覆𬌗覆盖的牙尖交错位状态和工作侧与非工作侧状态。

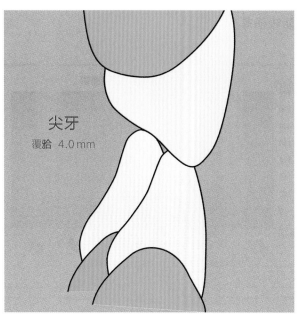

图24　尖牙覆𬌗量

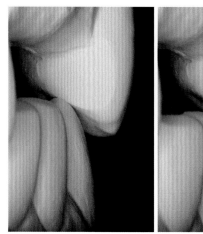
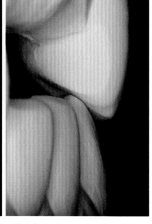

图25　尖牙的牙尖交错位与工作侧

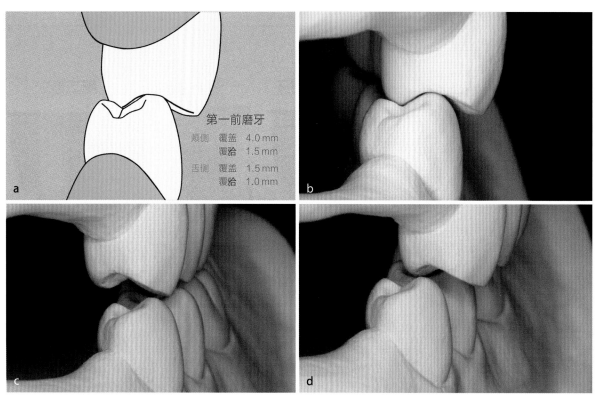

图26　第一前磨牙：a.覆𬌗覆盖量；b.牙尖交错位；c.工作侧；d.非工作侧

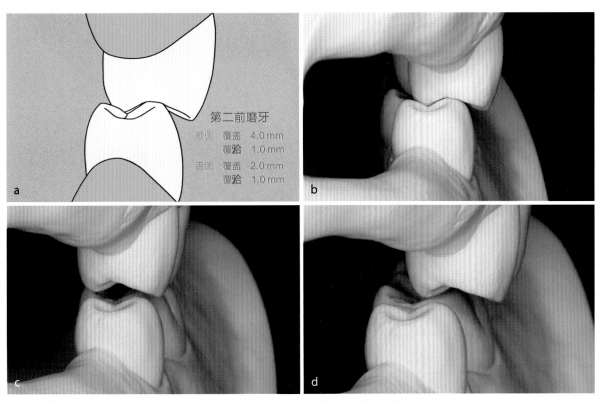

图27　第二前磨牙：a. 覆𬌗覆盖量；b. 牙尖交错位；c. 工作侧；d. 非工作侧

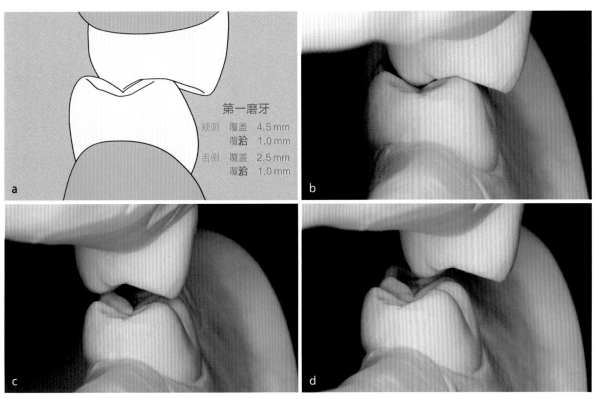

图28　第一磨牙：a. 覆𬌗覆盖量；b. 牙尖交错位；c. 工作侧；d. 非工作侧

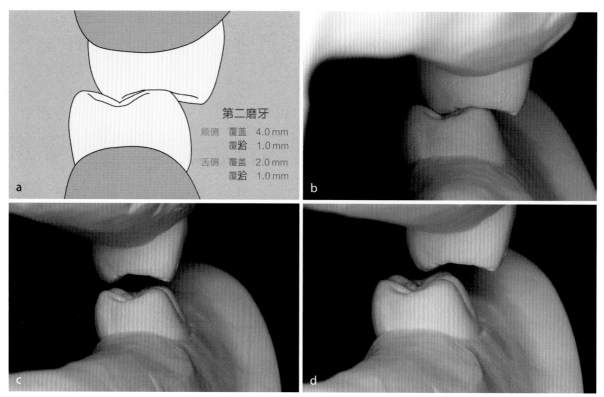

图 29　第二磨牙：a. 覆𬌗覆盖量；b. 牙尖交错位；c. 工作侧；d. 非工作侧

前牙基础

临床上口腔医师与口腔技师为了在形态方面准确实现美学效果的协调，明确把握牙齿形态的基准是不可或缺的共识。而且在达成共识的基础上，为了把握牙齿形态，不仅须从整体来分析牙冠的形态，同时还要把牙冠分成不同部位进行详细分析，以进一步明确前牙形态中相邻牙齿特征的连续性等 7 项原则（图 30 ）。

1. 从生长叶的发育水平把握牙冠的三维空间形态
2. 把握前牙牙列形态的连续性
3. 从不同部位观察牙列形态连续性特征
4. 牙冠形态与牙轴、牙槽骨、侧面
5. 牙冠形态与萌出位置、扭转程度
6. 根据牙列得出的美学比
7. 牙列与口唇的协调

图 30　前牙牙冠形态与美学

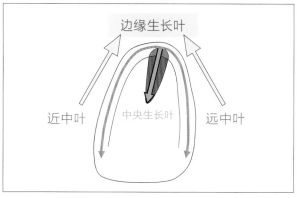

图 31　前牙唇面牙冠形态基本上是由近中叶与远中叶组成的边缘发育叶及与其相对应的中央发育叶的发育水平在三维空间的形态决定

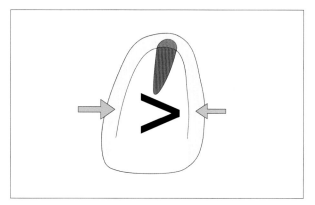

图 32　构成边缘发育叶的近中叶与远中叶的关系通常是近中叶比远中叶发达

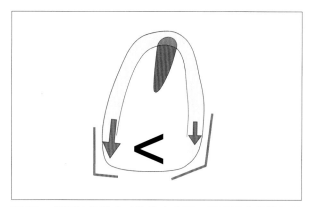

图 33　根据边缘发育叶的发育水平，唇面轮廓的特征是远中切角比近中切角更圆钝

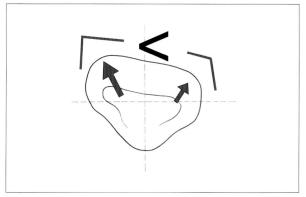

图 34　横截面形态，唇面的近中比远中呈现向唇侧突出的弯曲

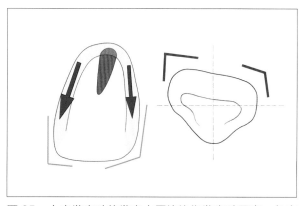

图 35　中央发育叶的发育水平比边缘发育叶更高，角度与弯曲都比较明显

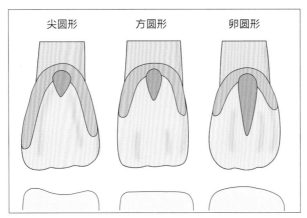

图 36　天然前牙牙冠的 3 种基本形态。牙冠基本形态由边缘发育叶与中央发育叶的发育水平不同而形成，这里展示了 3 种典型的牙冠外形，以及牙冠上下中央部位的唇面横截面形态。每种形态发育叶的发育水平微妙差异导致三维空间的形态不同

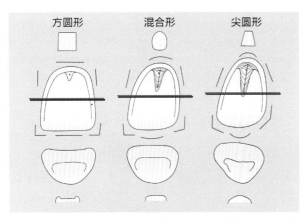

图 37　人工前牙牙冠的 3 种基本形态。制作人工牙形态时，必须考虑排牙时的美学效果与自洁性。牙冠唇面轮廓的切缘移行形态、切角、牙颈部近远中发育叶倾斜度、牙颈线弯曲度及棱线都与发育叶的发育水平相关

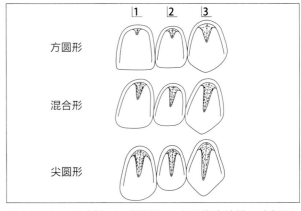

图 38　人工牙中切牙、侧切牙、尖牙的连续性。中切牙、侧切牙、尖牙的中央发育叶比边缘发育叶依次具有更显著的发育水平，无论是方圆形、混合形，还是尖圆形牙齿，其发育水平都依次越来越强

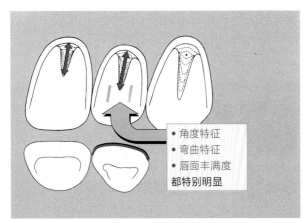

图 39　中切牙与侧切牙的关系。在同一牙列中，虽然侧切牙与中切牙发育水平相同，但侧切牙并不只是形态相似的等比例缩小

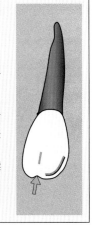

1. 侧切牙常进化为先天缺失或过小牙

2. 这种进化虽然不是特别明显的现象，但是牙根较细，特别是远中过小化多见

3. 这种情况远中发育叶是隐性，中央叶与远中发育叶合为一体，远中唇面沟消失

4. 中央与远中切缘结节合为一体，呈连续性，仅形成两叶切缘结节

图 40　侧切牙特征

牙颈部特征

1. 牙颈线弯曲度的连续性

2. 近中发育叶倾斜度的连续性

3. 远中发育叶倾斜度的连续性

4. 同一牙冠内近远中发育叶倾斜度的关系

5. 邻牙相互邻接发育叶倾斜度的关系

图 41　牙颈部特征

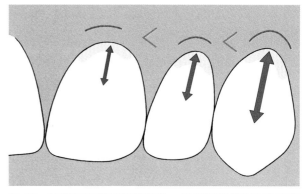

图 42　牙颈线弯曲度的连续性。唇侧牙颈线的弯曲度随着中央叶向牙根方向发育而变大。因此，牙颈线的弯曲度是中切牙 < 侧切牙 < 尖牙

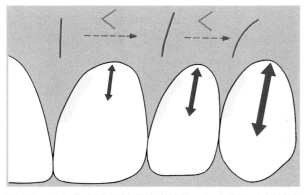

图 43　近中发育叶倾斜度的连续性。近中发育叶倾斜度随着中央叶向牙根方向发育而变大。因此，近中发育叶倾斜度是中切牙 < 侧切牙 < 尖牙

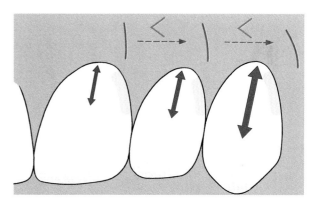

图 44　远中发育叶相对于牙轴倾斜度的连续性。远中发育叶相对于牙轴倾斜度随着中央叶向牙根方向发育而变大。因此，远中发育叶相对于牙轴倾斜度是中切牙 < 侧切牙 < 尖牙

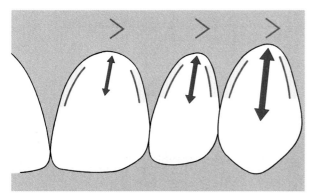

图 45　同一牙冠内近远中发育叶倾斜度的关系。无论哪个牙冠，近中发育叶都比远中发育叶倾斜度大

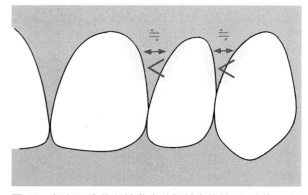

图 46　相邻牙齿的邻接发育叶倾斜度的关系。侧切牙近中发育叶的倾斜度比中切牙远中发育叶大，尖牙近中发育叶的倾斜度比侧切牙远中发育叶大，但是相互邻接发育叶之间的距离没有太大的差别

切缘特征

1. 切缘弯曲度的连续性

2. 近中切角的连续性

3. 远中切角的连续性

4. 同一牙冠内近远中切角的关系

5. 相邻切角的关系

图 47　切缘特征

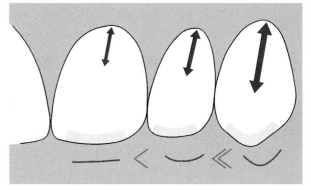

图 48　切缘弯曲度的连续性。切缘近远中移行，随着中央叶的发育形成向切缘凸的形态，切缘弯曲度变大。因此，切缘弯曲度是中切牙 < 侧切牙远 << 尖牙

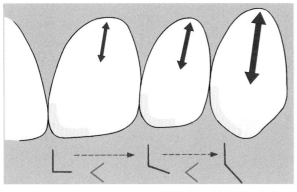

图 49　近中切角的连续性。近中切角随着中央叶朝切缘方向发育，其角度变大。因此，近中切角的角度是中切牙 < 侧切牙 < 尖牙

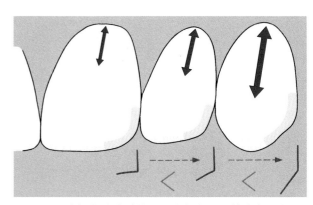

图 50　远中切角的连续性。远中切角也随着中央叶发育，其角度变大。因此，远中切角的角度也是中切牙 < 侧切牙 < 尖牙

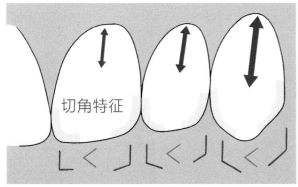

图 51　同一牙冠内近远中切角的关系。由于近中边缘发育叶比远中发达，因此无论哪个牙冠都是远中切角比近中切角大

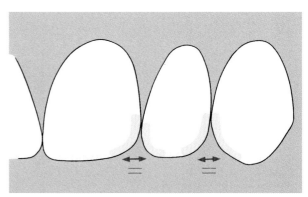

图 52　相邻切角的关系。邻牙相互邻接切角的角度大致相同

前牙重建时必须了解前牙牙冠形态与牙列的关系，即牙齿形态与萌出位置、牙轴、扭转度，以及牙弓、牙槽形态的关联性。以下内容揭示了各牙冠形态的特征（图 53）。

前牙牙冠形态为方圆形的牙列，从矢状断面看牙轴直立，向唇侧倾斜较小。与此相对应，牙槽骨从基底部向唇侧的突度也较小。唇侧牙槽骨部位牙龈看上去比前牙唇面相对凸出。侧面鼻尖与颏部最突点之间的口唇向前方突度较小，呈现口唇与审美 E 线不接触的状态。从正面看无重叠等拥挤现象，切缘与尖牙牙尖之间的移行呈直线状，牙槽部位的牙龈看起来非常丰满。从咬合面看牙齿唇面沿牙槽基底部的形态排列整齐，几乎没有扭转、重叠等。从咬合面看到的牙弓向唇侧弯曲较小，前牙牙列排成较直的线。牙槽部位牙龈看上去比前牙唇面更向唇侧突出（图 54~图 56）。

受牙齿形态影响的因子

1. 牙齿位置
2. 牙轴倾斜度
3. 牙齿扭转度
4. 牙槽骨形态
5. 牙龈状态
6. 龈乳头形态
7. 龈边缘形态
8. 接触点位置
9. 接触点到牙槽嵴顶距离
10. 牙齿间牙槽骨唇舌向距离
11. 牙齿间牙槽骨近远中距离

图 53　受牙齿形态影响的因子

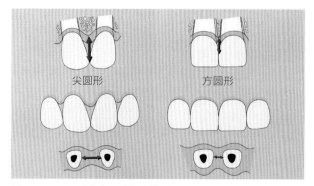

图 54　牙冠形态与牙槽骨的关系。尖圆形牙牙槽嵴顶到邻面接触点之间的距离与牙根中隔的距离都较长，方圆形牙较短

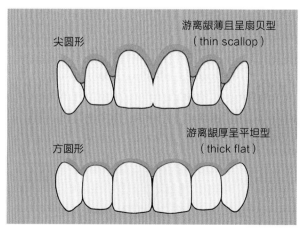

图 55　前牙牙冠形态与牙列的关系

25

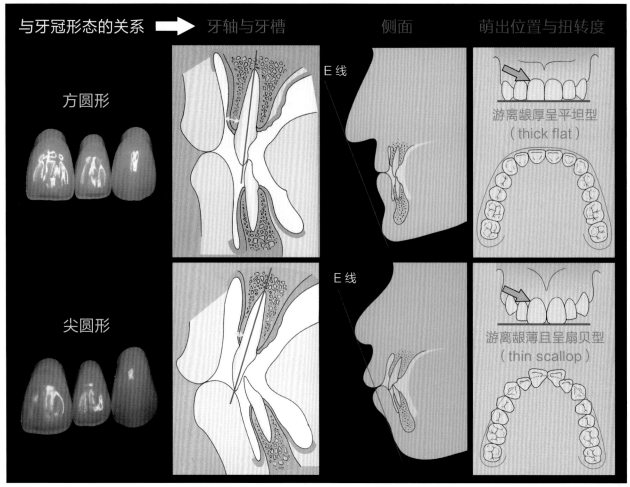

与牙冠形态的关系 ➡ 牙轴与牙槽　　侧面　　萌出位置与扭转度

方圆形

尖圆形

E线

E线

游离龈厚呈平坦型
（thick flat）

游离龈薄且呈扇贝型
（thin scallop）

图56　牙轴、牙槽、侧面、萌出位置、扭转度与牙冠形态的关系

　　从正面看尖圆形牙齿，由于与牙冠宽度相对应的萌出空间不足，中切牙远中与侧切牙近中重叠，好像中切牙远中隐藏了侧切牙近中。切缘与尖牙牙尖之间的移行向下方呈非常凸的弯曲。牙槽部位的牙龈因牙列的牙冠部位向唇侧突出而不明显。从咬合面看，中切牙远中被侧切牙近中挤向唇侧，侧切牙远中被尖牙近中挤向唇侧，呈现明显的翼状扭转。牙弓向唇侧呈突出的弯曲状态。前牙由于比唇侧牙槽部位牙龈更偏向唇侧，所以前牙部位唇侧牙龈几乎不可见。从矢状面观察，由于萌出空间不足，所以前牙边扭转边萌出，为了寻求更大的空间，结果呈现明显的唇侧倾斜。与此相对应，由于牙槽骨向唇侧倾斜，所以口唇严重突出，结果口唇超越审美E线形成向前方突出的侧面（图54~图56）。

　　由于卵圆形是方圆形与尖圆形的中间形，所以从矢状断面、正面、咬合面的任何一面观察，结果都呈现方圆形与尖圆形的中间形态。

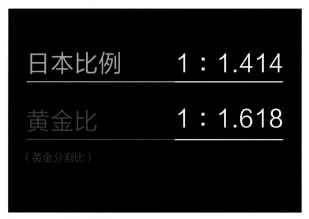

图 57 牙列的美学比

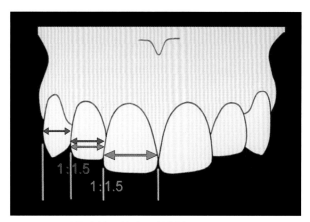

图 58 牙科治疗使用的实际美学比

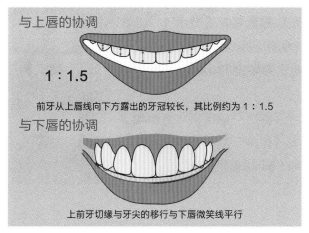

图 59 与口唇的协调

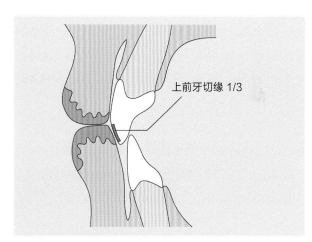

图 60 下唇闭锁路径

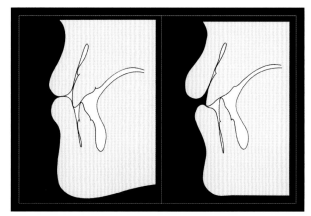

图 61 口唇支撑与功能下唇闭锁轨迹的协调

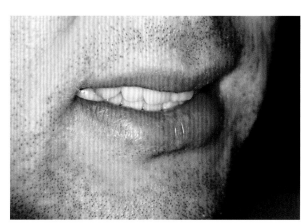

图 62 与口唇功能、美学相协调的修复治疗病例

四、口颌系统解剖学标准

通常对有牙颌患者进行咬合重建与牙列修复时，在充分理解应该形成怎样弯曲的基础上也未必可以进行日常临床治疗。这里列举的"弯曲调节"经常应用于修复体治疗。这部分内容与第十一部分中的"咬合7要素-6——咬合平面的位置"和第十二部分中的"咬合7要素-7——咬合平面的曲度"的内容相关。

4-1　Bonwill 三角（Bonwill triangle）

Bonwill 三角（Bonwill，1858）是指下颌中切牙近中接触点与左右髁突上面中间部位顶点连接成每边长度为4英寸（约100 mm）的三角形（图63）。但是，这个4英寸是欧美人的基准值，也有报告认为黄种人中日本人值为底边110 mm，两斜边为105 mm。

4-2　Balkwill 角（Balkwill angle）

Bonwill 三角与咬合平面所成的角且角度约为22°（Balkwill，1866）（图64）。Bonwill 三角与 Balkwill 角是平均值𬒗架解剖学要素的基准。

4-3　咬合曲线（Occlusal curve）（参考150页图2）

天然牙列的切缘与牙尖的大部分可以同时接触，形成了曲面，或者每颗牙齿的咬合面构成了弯曲的牙列。实际上，形成三维空间的曲面包括了矢状面的前后弯曲与冠状面的左右弯曲。

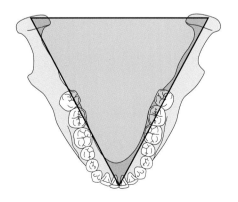

图 63　Bonwill 三角

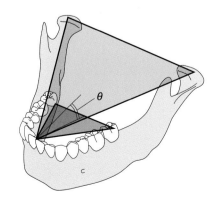

图 64　Balkwill 角

（1）Spee 曲线（Spee, 1890）　是下颌第一前磨牙到最后磨牙颊尖点连线投影到矢状面上所获得的曲线。Spee 曲线通过髁突前缘，其中心位于眼窝间泪后嵴的后方，后来成为 Monson 球面学说的基础。这条曲线作为基准线应用于全牙列重建与咬合平面修整（图 65 ）。

（2）Wilson 曲线　是左右侧后牙颊舌尖连线形成的曲线。根据 Monson 球面学说，后牙部位此曲线应该凸向下方，这决定了下颌牙的牙轴向舌侧倾斜。然而，实际上多数情况下前磨牙呈现"反 Monson 曲线"的状态，所以也有 Monson 球面学说不适合天然牙的说法（图 66 ）。

（3）Monson 曲线　是左右咬合曲线投影到冠状面的情况下呈现以筛骨鸡冠为中心、直径为 8 英寸（约 50 mm）的凸向下的曲线（图 67 ）。

（4）Monson 球面学说（Monson, 1920）　包括下颌牙列及 Bonwill 三角的半径为 4 英寸（约 100 mm）的球面（图 67 ）。即具有前后左右 2 条曲线的咬合面与髁突位于一个球面上，这个球的半径为 4 英寸（约 100 mm），球心到咬合面的距离与到髁突的距离也是 4 英寸（约 100 mm）。利用这个理论决定咬合面位置的方法有 Wadsworth 设计的 Wadsworth 𬛟架（152 页）咬合弯曲中心板与 Broadrick 咬合平面分析板。

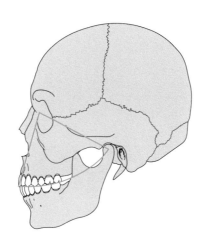

图 65　Spee 曲线

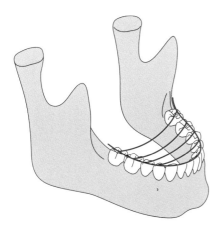

图 66　Wilson 曲线

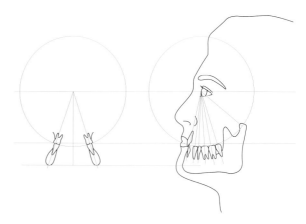

图 67　Monson 球面学说

4-4 参考平面（Reference plane）

现在通用的参考平面有咬合平面、眶耳平面、自然头位平面、轴眶平面、鼻翼耳屏面及 HIP 平面等，其中任何一个平面都可以作为制作修复体与正畸治疗的参考（图 68）。

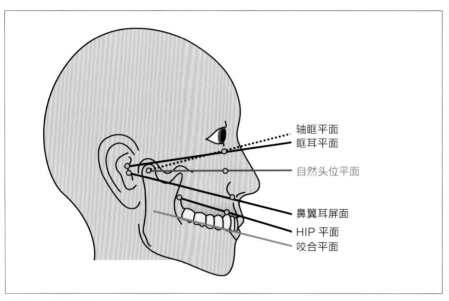

图 68　参考平面

（1）**咬合平面**　牙齿排列状态决定的假想平面，是由下颌中切牙切缘的近中切角与下颌两侧第二磨牙远中颊尖所形成的假想平面。理论上有时也表示连接牙尖接触点形成的假想平面。这应用于制作平均值咬合平面的咬合平面板。

（2）**眶耳平面**　包括眶下缘最低点与耳垂上缘，是水平横截头颅的解剖学水平参考平面，也称作眼耳平面。与轴眶平面的不同之处是后方基准点。鼻翼耳屏面相对于眶耳平面前倾约 17°。如果以此眶耳平面为基准进行面弓转移，那么𬌗架上模型位置的前牙就会前倾，有时技师难以操作，于是改为以鼻翼耳屏面为基准。

（3）**自然头位平面**　把左右髁突的平均中点作为后方基准点，内眼角下方 23 mm 位置作为前方基准点形成的水平参考平面。这样可以把患者放松状态下自然头位的上下牙列前后倾斜度转移到𬌗架上。

（4）**鼻翼耳屏面**　鼻翼最低点与两侧外耳道上缘形成的假想平面，与咬合平面大致平行。决定活动义齿上颌咬合平面时可作为参考。Gysi 指出，选择耳垂下缘更平行于咬合平面，这叫作修复学平面。

（5）**轴眶平面**　由测定的铰链轴作为左右后方基准点，与作为前方基准点的眶下点形成的水平参考平面，应用于面弓转移。

（6）**HIP 平面（翼突钩切牙乳头平面）**　由切牙乳头的中央位置与上颌左右翼突钩形成的平面。这个平面与鼻翼耳屏面一样与咬合平面基本平行。

Part 2

第二部分 | **后牙形态连续性的 20 项**

一、后牙形态连续性的把握方法
　　小出馨，星久雄，吉泽和之，崎田龙仁

二、后牙形态连续性的 20 项
　　小出馨，星久雄，吉泽和之，崎田龙仁

一、后牙形态连续性的把握方法
二、后牙形态连续性的 20 项

前一章介绍了牙冠修复时修复体的上下牙尖顶应该形成与天然牙列不同的覆𬌗覆盖基准值，本章将介绍相当于穿龈轮廓上部的龈缘以上牙冠部位制作基准的形态连续性。

牙列重建需要参考天然牙的形态，但是仅仅简单地模仿天然牙容易造成不规则的形态连续，多数情况下容易导致局部应力集中，进而诱发龋坏与牙周疾病，长期处于这种状态最终会导致组织难以保留。使用修复体重建后牙时同样必须以"保全残留组织并提高功能恢复率"这个治疗原则为基准。

保全残留组织包括两大要素。首先是力的调控，就是把牙列受到的力通过牙根或种植体恰当地分配到牙周膜或骨组织，促进牙周组织血液循环等；其次是与各种食物正确溢出的自洁性和清洁性相关的细菌处置。

为了提高咀嚼、吞咽、呼吸、发音、口腔感觉、美学等功能的恢复率，就必须实现以颊黏膜和舌为首的口腔周围组织功能协调、各种下颌运动的协调、咀嚼时各种食物碎片溢出与形态协调。

实际临床中修复体形态由于受牙根位置、牙轴、骨吸收程度、牙龈、缺损部位牙槽形态、种植体植入位置及植入角度等限制，很难看到具体病例的终点，一般情况下必须依赖天然牙列的平均值与各自的反应。

后牙形态连续性的 20 项

1. 颊尖顶近远中连续性
2. 舌尖顶近远中连续性
3. 中央沟近远中连续性
4. 颊尖高度近远中连续性
5. 舌尖高度近远中连续性
6. 颊舌尖顶上下位置关系
7. 颊面近远中连续性
8. 舌面近远中连续性
9. 颊侧外展隙均一性
10. 舌侧外展隙均一性
11. 中央窝与点隙深度均一性
12. 接触部位颊舌侧位置连续性
13. 接触部位上下位置连续性
14. 咬合面沟深度与方向均一性
15. 边缘嵴高度均一性
16. 牙尖嵴顶高度均一性
17. 颊侧近远中棱线连续性
18. 颊侧轴嵴角度近远中连续性
19. 牙颈部丰满度与牙颈线近远中连续性
20. 咬合接触点位置与高度均一性

图 1 后牙形态连续性的 20 项

通常对口腔医师和口腔技师来说，如果仔细观察后牙部位连续性的不协调，都会感到不舒服，实际上从每个病例的限制条件中提取问题并总结出最理想的协调状态极其困难。此时后牙形态连续性的 20 项就非常有用，按照每一项的要求一个一个进行确认，病例的结果就会井然有序地呈现出来。而且，具体的总结方法就会变得非常明确，口腔医师和口腔技师都不会遗漏应该考虑的因素，最终就可以重建预知性最高的牙列。

1. 颊尖顶近远中连续性
2. 舌尖顶近远中连续性
3. 中央沟近远中连续性

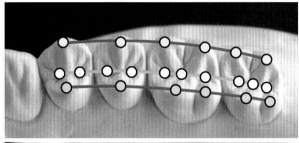

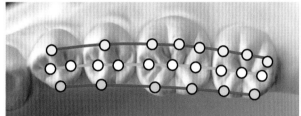

图 2　在牙列的后牙部位，上下颌颊舌尖牙尖顶位置的移行具有连续性。中央沟颊舌向位置与走行方向在近远中的移行也具有连续性

4. 颊尖高度近远中连续性
5. 舌尖高度近远中连续性

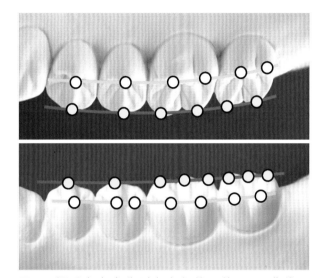

图 3　颊舌尖高度分别参考矢状面的 Spee 曲线和 Monson 球面分析而设置。影响后牙咬合分离量、牙尖干扰、咀嚼时颊舌侧食物转移等

6. 颊舌尖顶上下位置关系

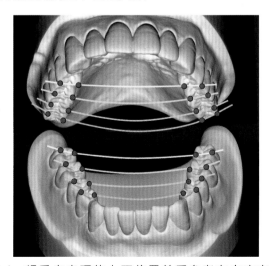

图 4　颊舌尖尖顶的上下位置关系参考左右方向的 Wilson 曲线和 Monson 球面分析而设置。上颌第一前磨牙没有呈现在右弯曲，由于具有双根，所以尖牙咬合磨耗时具备侧方诱导的作用

7. 颊面近远中连续性
8. 舌面近远中连续性

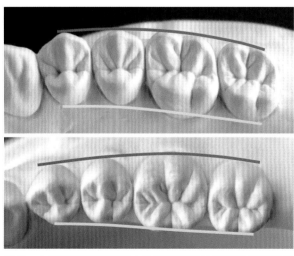

图 5　上下颌颊舌面近远中的移行无凹凸不平且具有连续性，因此可以实现与颊黏膜及舌的协调

9. 颊侧外展隙均一性

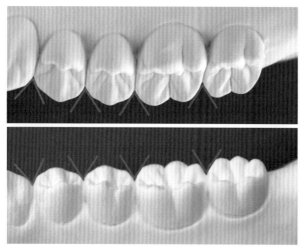

图6　上下颌颊侧外展隙大致均等，其移行具有连续性，最低限度地控制外展隙的不清洁区域

11. 中央窝与点隙深度均一性

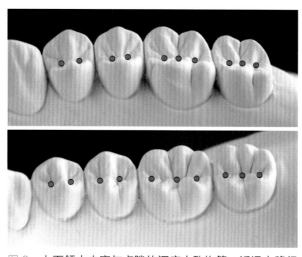

图8　上下颌中央窝与点隙的深度大致均等，近远中移行具有连续性

13. 接触部位上下位置连续性

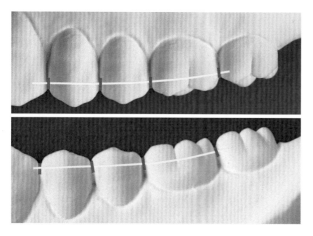

10. 舌侧外展隙均一性

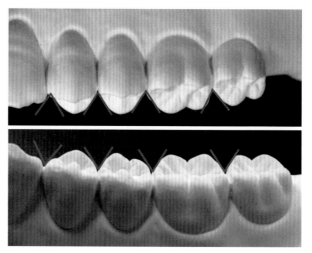

图7　上下颌舌侧外展隙大致均等，其移行具有连续性，最低限度地控制外展隙的不清洁区域

12. 接触部位颊舌侧位置连续性

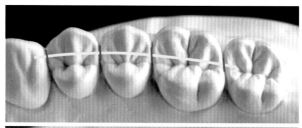

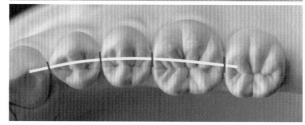

图9　邻面接触部位大致位于颊舌向均等的位置，近远中移行具有连续性，施加于1颗牙的近远中功能压力可以有效地分散到以紧邻牙为首的邻牙

图10　上下邻面接触部位比天然牙高，近远中高度移行具有均一性，抑制食物碎片压入的同时，施加于1颗牙的近远中功能压力可以有效地分散到以紧邻牙为首的邻牙

14. 咬合面沟深度与方向均一性

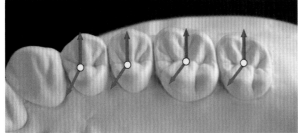

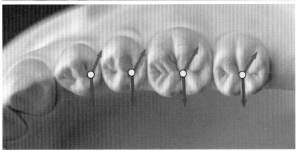

图 11　为了避免牙尖干扰，咬合面沟的走行方向与对颌牙功能尖的工作侧与非工作侧侧方边缘运动方向协调，大致呈均一的角度，其走行具有连续性。上颌第一磨牙舌尖的走行方向与 Stuart 沟相同（蓝色：工作侧侧方运动；红色：非工作侧侧方运动）

15. 边缘嵴高度均一性

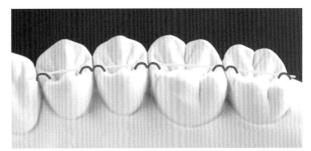

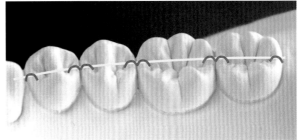

图 12　相邻的边缘嵴高度相同，咬合面外展隙减小，阻止食物压入

16. 牙尖嵴顶高度均一性

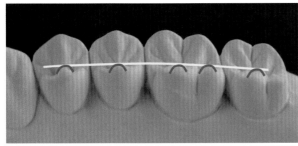

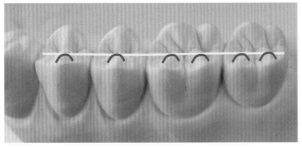

图 13　上颌牙尖嵴高度颊舌尖大致均等，近远中移行具有连续性。下颌牙尖嵴也一样，颊舌尖高度大致均等

17. 颊侧近远中棱线连续性

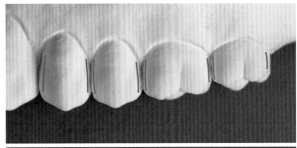

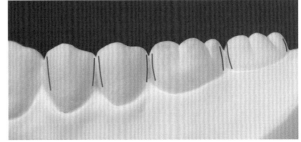

图 14　颊面近远中棱线在近远中方向的移行具有连续性，防止出现不易清洁的区域

18. 颊侧轴嵴角度近远中连续性

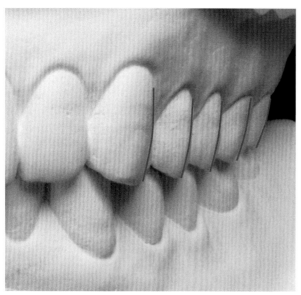

图 15 颊侧轴嵴向牙龈或牙槽骨移行，为了设置协调的角度，从尖牙到后方磨牙近远中具有连续性，其移行依次向牙颈部隆起，实现与颊肌的协调。从而在开口时可以顺利地把食物从颊侧向咬合面移送

19. 牙颈部丰满度与牙颈线近远中连续性

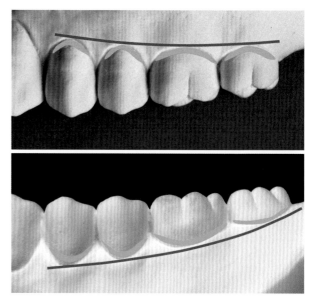

图 16 通过牙颈部丰满度与牙颈线位置的近远中连续性，获得颊侧牙槽向牙尖顶适当的移行形态，提高自洁性

20. 咬合接触点位置与高度均一性

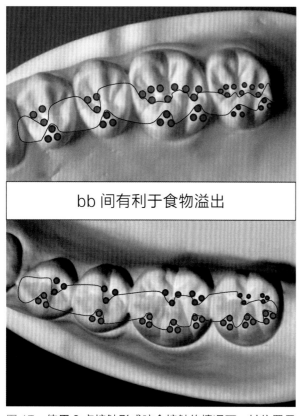

图 17 使用 3 点接触形成咬合接触的情况下，其位置尽可能靠近中央沟，接触点高度也大致整齐一致。因此，更有利于向牙轴方向分配功能压力

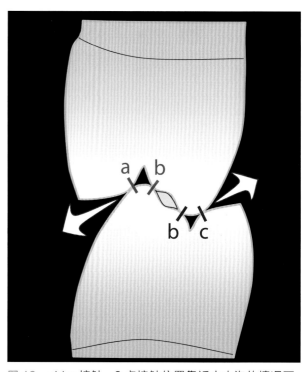

图 18 abbc 接触。3 点接触位置靠近中央沟的情况下，b 区域分别靠近中央沟，上下分成两个区域，形成 abbc。这样不仅有利于向牙轴方向分配功能压力，而且在提高咬合分离量设置的自由度同时，更容易控制食物的溢出效果，进一步提高支持组织受力调控的有效性

Part3

第三部分 | **口腔功能检查**

一、牙科治疗 3 个必要诊断
小出馨，佐藤利英

二、肌肉触诊法
浅野荣一朗，三浦康伸，松本彻

三、颞下颌关节触诊法
渡边正宣，浅野荣一朗，儿玉敏郎

四、咬合检查
浅沼直树

专栏：Ante 法则
黑川裕臣

一、牙科治疗 3 个必要诊断

就像前文所述，牙科治疗 3 个必要诊断包括病情诊断、发病机制诊断及终末诊断（图 1）。这 3 个诊断对于龋病、牙周病、牙齿缺损、颞下颌关节病、牙列不齐、美学障碍、骨骼疾病、黏膜病、肿瘤等口腔疾病的治疗非常必要，除急诊的特殊病例外完全不可或缺。本节以颞下颌关节病为例对"牙科治疗 3 个必要诊断"进行具体说明。

1. 病情诊断

包括龋病、牙周病、牙齿缺损、颞下颌关节病等疾病的现病史，以及当下困扰着患者的主诉。

对于患者主诉怀疑颞下颌关节病的病例，必须在初诊筛查的基础上根据需要通过口腔功能检查再做出病情诊断。

口腔功能检查有以下 5 个目的：分析口颌系统现状的病情诊断；对患者主诉的演变，将其自觉症状按照时间顺序进行客观分析，并将诊疗过程进行病情记录；患者本人对自身的病情认识；治疗结束 1~2 周后，对治疗结果是否与口腔功能相协调的治疗评价；术后每隔 3 个月或 6 个月复诊时根据长期定期检查结果等的预后评价（图 2）。

尤其在初诊时，通过筛查让患者本人认清自身病情极其重要。疼痛分为自发痛、运动疼痛和压痛。其中，自发痛是没有任何刺激而出现的疼痛，运动疼痛是开闭口运动或咀嚼时的疼痛，因此患者当然会对这两种疼痛有感觉。然而，关于压痛，几乎所有患者在初诊时毫无感觉，只有在口腔医师触诊时才会有所感觉。

口腔功能诊断必要的检查有如图 4 所示的 11 项，其中咬合检查、肌肉触诊、颞下颌关节触诊与听诊对初诊时的临床诊断极其重要，此阶段如果不能确定可能异常的诊断，就没有必要进行随后的 MRI 与髁突运动轨迹的确认检查。

牙科治疗 3 个必要诊断

口腔功能检查

1. 病情诊断
   （分析现状）
2. 发病机制诊断
   （防止复发）
3. 终末诊断
   （决定治疗目标）

图 1 牙科治疗 3 个必要诊断

功能检查的目的

1. 病情诊断
2. 病情记录
3. 患者的病情认识
4. 治疗评价
5. 预后评价

图 2 口腔功能检查的目的

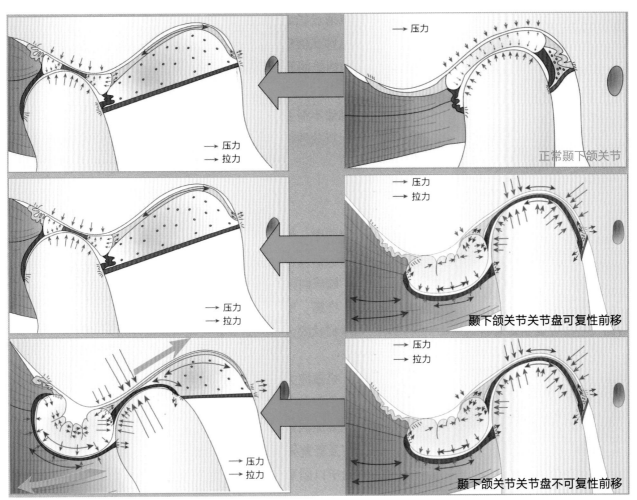

图 3　颞下颌关节病情诊断

诊断口腔功能的检查等

1. 医疗面诊
2. 听取病历
3. 肌肉与颞下颌关节自发痛与运动疼痛检查

4. 一系列咬合检查
5. 肌肉压痛的触诊检查
6. 颞下颌关节压痛的触诊检查
7. 髁突运动的触诊检查
8. 颞下颌关节杂音的听诊检查

9. X 线检查
10. MRI 检查
11. 髁突运动轨迹描记仪检查

图 4　诊断口腔功能的检查等

颞下颌关节与肌肉有压痛的症状,术者可以通过触诊确认,患者自己对病情也要有充分的认识,同时必须准确记录诊疗结果。医师在治疗进行后不可能确认初诊时的状态,一旦与患者失去信赖关系,有时就会成为纠纷的原因。

因此,初诊时对构成口颌系统的颞下颌关节、肌肉、咬合的口腔功能检查在治疗前绝不可以缺少。特别对颞下颌关节与肌肉的触诊不需要特殊的检查器械,而且短时间内就可以巧妙地获取非常重要的信息,临床上有效性极高,因此,为了准确地进行诊断,医师必须牢牢掌握。

2. 发病机制诊断

发病机制诊断就是分析病例导致现在病情的原因,通过改善病情顺利完成治愈的过程,同时防止治疗结束后复发。不充分的口腔清洁是导致龋坏、牙周病及牙齿缺损的原因,咬合干扰、后牙咬合降低、功能异常、睡眠时俯卧等是导致颞下颌关节病的原因,查明这些原因并采取改善的策略。另外,疼痛、咀嚼障碍、发音障碍、活动义齿固位不良等症状是患者目前的困扰,有关这些症状要分析其原因并采取有效的应对措施。

导致颞下颌关节病的主要原因是机械应力,机械应力增大导致颞下颌关节病出现症状的因素如图 5 所示。从每个具体病例应力增大的各要素中诊断颞下颌关节出现症状的特定机制。肌肉与颞下颌关节应力增大的主要原因是咬合。牙尖交错位紧咬牙通过牙尖交错位与髁突稳定位是否协调对危害性有显著差异。

机械应力如果通过功能异常(图 6)等施加于口颌系统,结果就会出现口颌系统组成要素中耐受性弱的部分功能障碍(图 7)。

发病机制诊断(防止复发)

1. **急性内在因素**
   - 勉强咀嚼大块状食物等(较大有韧性的食品,法式三明治等)
   - 长时间咀嚼硬的纤维性食品(牛肉干、鱿鱼干等)
   - 偏侧咀嚼   • 张口过大   • 牙科治疗的长时间大张口
   - 吹奏乐器时的口唇运动   • 勉强咀嚼较硬的物品

2. **慢性内在因素**
   - 功能异常(磨牙症)
   - 咬合不良(早接触、牙尖干扰、侧方诱导不良)
   - 上下牙列接触习惯(tooth contacting habit, TCH)
   - 姿势不良(托腮、俯卧)
   - 口腔不良习惯(舔舌、咬舌、咬颊)
   - 第三磨牙萌出过程中的异常颌运动(特别是上颌第三磨牙颊向移位)
   - 记忆印迹

3. **急性外在因素**
   - 颌面部外伤   • 鞭抽式损伤   • 气管内插管

4. **慢性外在因素**
   - 头部(颈部)牵引治疗法

图 5 颞下颌关节病的发病机制诊断(防止复发)

　　磨牙症导致牙齿咬合磨耗面出现磨耗小面、牙松动、牙叩痛、活髓牙过敏、颊黏膜咬合线、舌的压痕、起床时肌肉僵硬与压痛、下颌角肥大、应力集中引起的楔状缺损、磨耗导致的楔状缺损、咬肌肥大、肌肉触诊诱发压痛，以上这些症状多数是功能异常的起因（图8~图10）。另外，作为回避精神压力导致中枢自主神经病变的应力释放，以紧咬牙为代表的磨牙症起到有效的作用。然而，磨牙症由于与颞下颌关节病的发病与症状加重有很大关系，所以根据这两方面的因素进行处置非常重要。

　　磨耗小面在磨牙症中主要由磨牙（所谓的牙与牙摩擦）产生，上下颌磨耗小面在偏离牙尖交错位运动过程中紧密贴合，或者磨耗小面可见光滑明亮的表面，这些可以评估最近磨牙是否一直在进行。上下颌磨耗小面在偏离牙尖交错位运动过程中，如果发生了不紧密贴合的情况，就要考虑磨牙时强咬合力导致的下颌骨弯曲形变；非工作侧牙尖干扰导致髁突向下牵引；更甚至以前形成的磨耗小面会伴随着后来的牙齿移动，24小时戴用咬合板（特别是前方牙齿接触型咬合板）导致的后牙伸长，伴随关节盘转移出现的髁突向上方偏移，髁突吸收导致的下颌支缩短等原因。另外，磨耗小面通常可表现为光滑明亮的表面，然而如果牙齿与牙齿没有持续3周左右的摩擦，就不可能出现表面光滑明亮的现象，因此，评价牙与牙的摩擦现状时这些可以作为重要依据。

---

3 种功能异常

1. **磨牙**
　　所谓的磨牙就是上下颌牙相互摩擦。通过磨牙使牙齿咬合磨耗面形成小平面。这种情况通常患者自己察觉不到，但是家属可以察觉到。

2. **紧咬牙**
　　紧咬牙就是强烈地咬紧上下牙齿。通常由于不发出声音，所以无论是本人还是家属都察觉不到。

3. **叩齿**
　　上下颌牙叩齿就是"当当当"地敲牙。这种习惯通常本人察觉不到。

图6　功能异常（磨牙）的种类

施加应力的部位

1. 颞下颌关节
2. 肌肉
3. 咬合
　• 牙
　　（牙冠、牙根）
　• 牙周组织
　　（牙周膜、牙槽骨、牙龈）

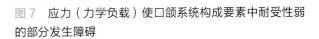

图7　应力（力学负载）使口颌系统构成要素中耐受性弱的部分发生障碍

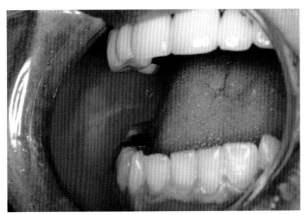

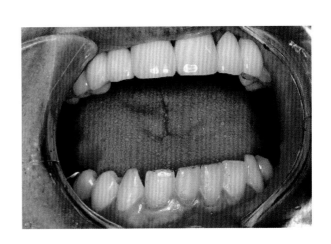

图8，图9　功能异常导致的颊黏膜咬合线与舌的压痕

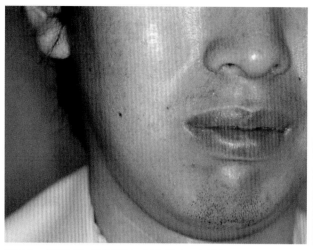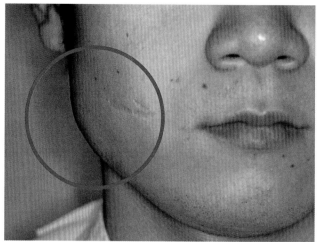

图 10　磨牙症与咬肌肥大（紧咬牙、磨牙）

3. 终末诊断

终末诊断就是把口颌系统作为一个口腔整体进行分析，根据具体现状决定最终治疗目标。具体现状包括余留牙与缺损部位牙槽嵴及颞下颌关节等术前口颌系统状态、功能异常程度、年龄、性别、功能的需求度、美学的需求度、对牙科治疗的理解程度和协力程度、家族的理解程度、治疗费、可能来院次数和具体的治疗时间，以及所需的治疗时间等。这些都是与治疗相关的因素，尽可能不要遗漏，只有全面考虑这些因素，才能为患者制订最有效的治疗方案。

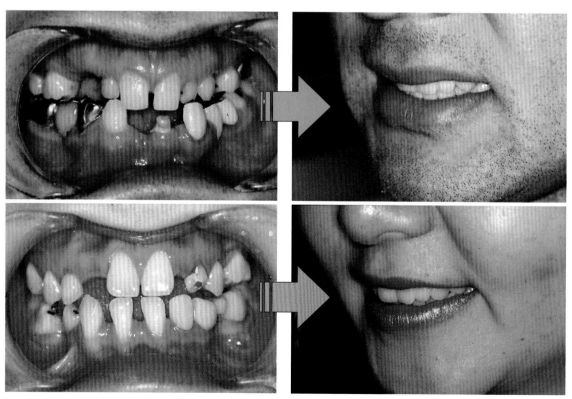

图 11，图 12　终末诊断

二、肌肉触诊法

临床有效的肌肉触诊方法

为了改善以筛查为目的的传统肌肉触诊法，本章将介绍如何通过短时间训练可以使任何人正确进行肌肉触诊的 8 个项目，以及实际有效的肌肉触诊法要点。这 8 个项目的详细内容及触诊时选择 10 个部位的具体说明请参考《修复临床增刊 / 基本功能解剖》。另外，本章也将介绍包括口腔功能检查时筛查的颞下颌关节听诊要点。

临床有效肌肉触诊方法的 8 个项目

（1）检查时的体位

为了让所有功能检查可以顺利进行，所有流程不中断，并且整个流程应该是在舒适的体位下进行的，患者有效的体位是水平位，术者有效的体位是坐位。

（2）检查时使用的手指

最适用于检查的手指只有压迫感最敏感的左右示指（第 2 根手指）。使用一根手指也可以准确地检查合适的部位。术者通常使用手指的指腹（刚好位于指甲内面部分）加压，也可使用指尖部位，这时术者一定要剪短指甲。

（3）施加手指压的方法

由于左右肌肉作用与反作用的关系，所以可以均等地施加手指压力的两根手指法是基础。

（4）恰当的手指压

使用左右示指末节指腹的情况下，手指恰当的压力基本是 1000 g，临床上术者可以根据具体病例灵活运用力量（800~1200 g）。例如，如果患者体型瘦弱，则可以使用较弱的力量（800 g）进行触诊；如果患者体型肥胖，则使用较大的力量（1200 g）进行触诊。通常掌握恰当的手指压极其困难，但是术者可以使用市场上售卖的 2 kg 弹簧秤反复进行生物反馈训练，在短时间内就可以掌握。术者在临床诊疗前必须进行这方面的训练。

（5）检查的肌肉类别与部位

检查的肌肉有咬肌、颞肌、二腹肌 3 种肌肉的 10 个部位。根据操作性和疼痛出现的频率与强度，触诊肌肉最合适的顺序依次是咬肌、颞肌和二腹肌。

（6）询问患者的方法

进行肌肉触诊时，不要以诱导性问题询问患者，临床上有效的方法是在迅速检查的同时询问"左右都不痛吗？"

（7）肌肉触诊的评价标准

肌肉触诊的评价按照以下 5 个级别进行。

肌肉触诊的评价标准	
－	无疼痛
±	有不舒服感觉
＋	疼痛
＋＋	很痛（观察眼睑的反射）
＋＋＋	剧烈疼痛（并发身体移动）

（8）功能检查中肌肉触诊的顺序

肌肉触诊作为后文介绍的从侧方进行颞下颌关节触诊的后续筛查方法，示指竖起时可正好触及咬肌深部的位置，因此手指可以简单地顺利定位。

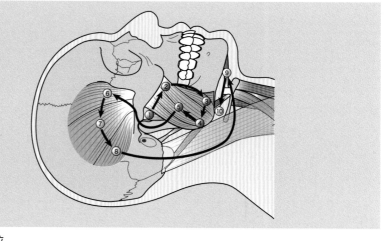

【临床上有效的肌肉触诊部位与顺序】
① 咬肌深层
② 咬肌浅层起始部位
③ 咬肌浅层终止部位前缘
④ 咬肌浅层终止部位后缘
⑤ 咬肌浅层中央
⑥ 颞肌前部
⑦ 颞肌中部
⑧ 颞肌后部
⑨ 二腹肌前腹
⑩ 二腹肌后腹

图 13　临床上有效肌肉触诊法的 10 个触诊部位

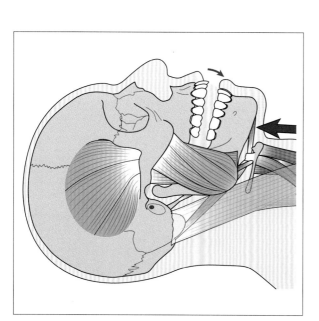

图 14　二腹肌前腹的触诊。让患者微微开口，在肌肉有点紧张的状态下触诊

图 15　二腹肌后腹的触诊。让患者头位后仰使二腹肌与下颌角与胸锁乳突肌分离，下颌位于前方，为了确认压痛点，使肌肉在紧张的状态下触诊

临床上从颞下颌关节触诊到肌肉触诊的顺序

（1）颞下颌关节触诊

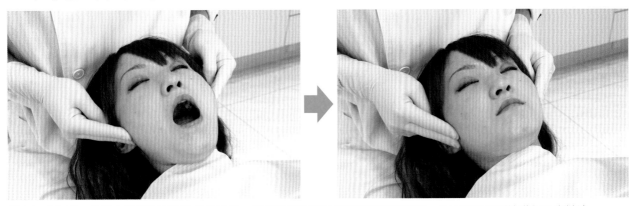

图16，图17 从侧方进行颞下颌关节触诊后，竖起示指正好触及咬肌深部的位置，从而可以顺利地进行肌肉触诊

（2）肌肉触诊

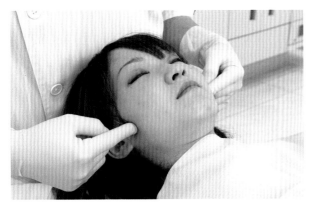

图18 咬肌深层

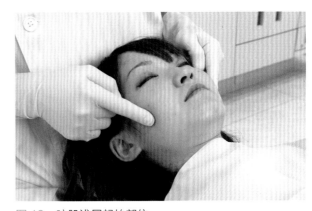

图19 咬肌浅层起始部位

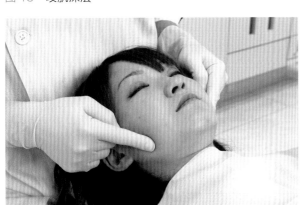

图20 咬肌浅层终止部位前缘

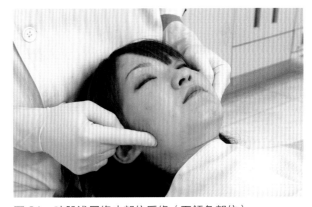

图21 咬肌浅层终止部位后缘（下颌角部位）

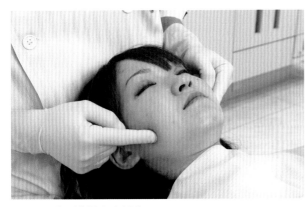

图22 咬肌浅层中央部位

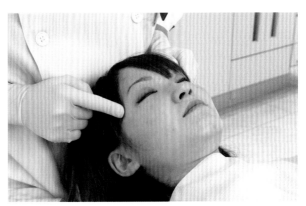

图23 颞肌前部肌束

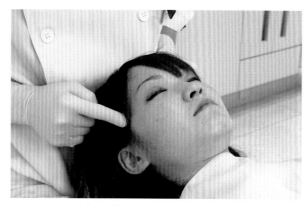

图 24　颞肌中部肌束

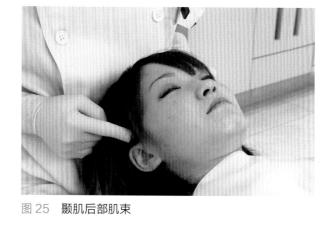

图 25　颞肌后部肌束

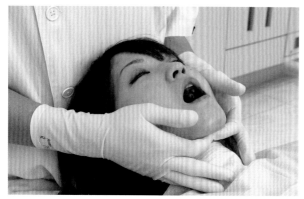

图 26　二腹肌前腹

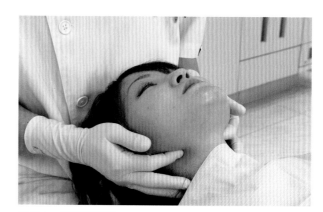

图 27　二腹肌后腹

使用颞下颌关节专用立体声听诊器检查颞下颌关节音

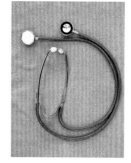

筛查颞下颌关节音的听诊不是使用通常的听诊器，而是使用颞下颌关节专用立体声听诊器。如果使用颞下颌关节专用立体声听诊器，左右关节音与咬合音就不会混在一起，而是可以根据不同部位分别进行评价，因此不仅可以确认颞下颌关节病Ⅳ型的捻发音与Ⅲa型的开口弹响，还可以确认闭口弹响。颞下颌关节音的听诊使用开放式集音罩的钟面，贴在颞骨关节结节部位，听取最大开闭口运动的关节音。听诊器原则上避免术者之间公用。

图 28　立体声听诊器

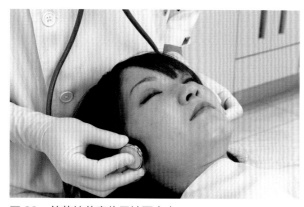

图 29　关节结节定位于钟面中央

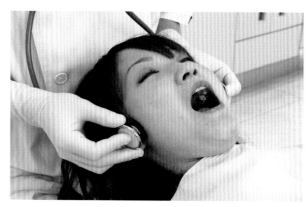

图 30　开闭口时两侧关节音的听诊

引起咬合微微不调的问题点（记忆印迹：engram）

下颌回到牙尖交错位出现微弱的早接触或偏离牙尖交错位存在牙尖干扰时，身体为了回避这些问题，通过闭口肌与开口肌的同时作用构建下颌偏离牙尖交错位的下颌运动模式。通常把这种现象叫作记忆印迹（engram），其定义为"通过功能咬合系统的保护反射（逃避反射）与条件反射构建的下颌运动模式，对于微弱的早接触和牙尖干扰成立"。

例如，左上尖牙试戴全冠，患者在水平位状态进行咬合调整时通常下颌向后方偏移 800 μm 左右，咬合调整后患者变为坐位的状态，此时左上尖牙就会出现明显的早接触。如果这种早接触被放任不管，随后就会区分为两种情况。

第一种情况是下颌没有偏离牙尖交错位，其原因是左上尖牙出现病理性松动与咬合痛、唇侧牙龈炎症、冠折等。第二种情况是左上尖牙没有出现明显的症状，患者为了回避这个早接触部位，通常下颌在回到原来的牙尖交错位之前略微向右后方偏移，结果就会导致右侧髁突挤向后上方。此时二腹肌后腹在下颌有效地向后方偏移过程中起主要作用，多数情况下此肌肉就会出现压痛。

由于记忆印迹使下颌偏离原来牙尖交错位，就像前面所介绍的，首先与记忆印迹相关联的肌肉就会出现压痛的症状。这种症状暗示现有的牙尖交错位可能与髁突稳定位不协调，在应用生物反馈治疗和咬合板治疗去程序化必要性的诊断方面成为有效的指标。因此，临床上牙尖交错位诊断时肌肉触诊的压痛检查极其重要。

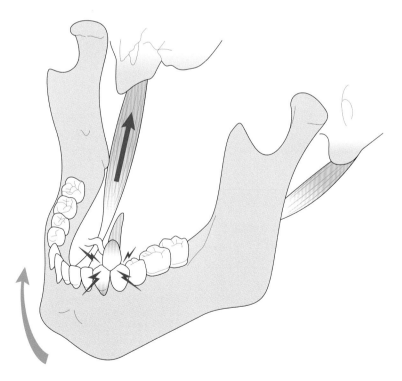

图 31 记忆印迹

三、颞下颌关节触诊法

1. 临床有效的 4 种颞下颌关节触诊法

颞下颌关节检查时首先必须熟练地掌握各组成部分的正常形态、构造及功能，其次必须理解典型疾病的髁突运动轨迹特征等症状，只有这样才能通过触诊鉴别其差异。在实际临床工作中，通过触诊进行临床诊断时最初需要 MRI 检查与髁突运动轨迹描记，然后才能作出明确诊断。临床有效的颞下颌关节触诊由 4 种检查组成，分别是：① 侧方检查；② 后方检查；③ 下方（下颌角部位）检查；④ 关节上腔滑移状态检查。为了尽可能不遗漏各种病情的资料，侧方触诊后根据需要搭配其他 3 种触诊法进行具体检查。接下来介绍这 4 种检查的顺序、手指的定位、手法、操作要点及注意事项等。

（1）侧方检查

① 侧方触诊特别是初诊时的筛查非常有效。此时如果有问题则根据需要进行其他 3 种触诊
② 左右第 3 根手指（中指）的末节在耳垂后缘定位于关节的后缘
③ 接着给第 3 根手指添加第 2 根手指（示指）并定位，使用这两根手指可以触知髁突外侧关节下结节
④ 让患者从牙尖交错位开始做最大开闭口运动
⑤ 让第 3 根手指（中指）的指腹沿髁突后面追随髁突运动，触知髁突运动
⑥ 触知张口开始时左右髁突开始滑移期间的偏移
⑦ 触知张口最大时左右髁突的移动量
⑧ 根据左右髁突运动协调性体会旋转与滑移的时机
⑨ 触知张口最大时髁突运动的停止方式
⑩ 最大开闭口运动时如果发出弹响或捻发音，体会其发生状态与时期
⑪ 从侧方给颞下颌关节同时施加压力，确认有无疼痛与疼痛程度

图 32　颞下颌关节触诊（侧方检查）

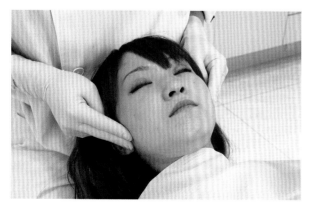

图 33　定位左右中指与示指

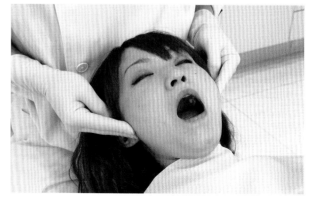

图 34　让患者做最大开闭口运动，触知髁突运动

（2）后方检查

① 检查牙尖交错位左右髁突相对于头颅的前后协调性，非常有效
② 首先让患者处于开口状态
③ 把第 5 根手指（小指）插入外耳道，并左右均等地用力向前方牵引
④ 让患者慢慢闭口到牙尖交错位
⑤ 此时根据左右压迫程度的不同诊察左右髁突相对于头颅的前后协调性
⑥ 从后方对颞下颌关节同时施加压力，确认有无疼痛与疼痛程度

图 35　颞下颌关节触诊，后方检查

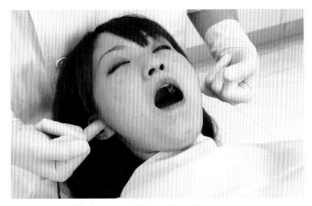

图 36　开口状态下把小指插入外耳道

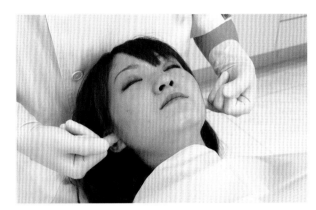

图 37　让患者闭口到牙尖交错位，检查髁突对头颅的协调性

（3）下方检查

① 检查牙尖交错位附近的髁突运动与杂音，非常有效
② 主要诊断位于牙尖交错位附近的脱臼弹响（Off click），非常有效
③ 首先，让患者大开口，通过侧方检查确认脱臼复位弹响（On click）
④ 接着让患者开口到 20 mm 左右
⑤ 在左右下颌角部位使用第 2、3、4 根手指（示指、中指、环指）向上方牵引，同时在左右髁突部位施加压力
⑥ 此时，在颏部使用左右第 1 根手指（拇指）把持下颌，在不诱发开口反射的状态下让患者慢慢地闭口到牙尖交错位
⑦ 在这种施加压力的状态下就可能清晰地触知脱臼弹响等
⑧ 如果从牙尖交错位开始检查开口运动，很难出现脱臼复位，必须避免患者双板区上层的过度伸展
⑨ 从下方对颞下颌关节同时施加压力，确认有无疼痛与疼痛程度

图 38　颞下颌关节触诊，下方（下颌角部位）检查

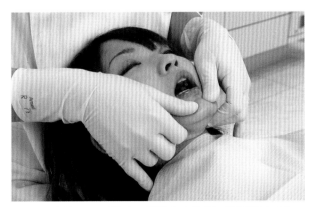

图 39　确认开口时弹响，并让患者从闭口到开口度 20 mm

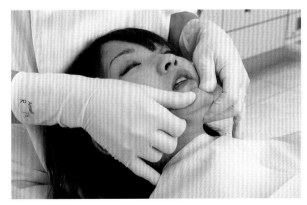

图 40　在不诱发开口反射的状态下让患者慢慢地闭口到牙尖交错位

（4）关节上腔滑移状态检查

① 对开口度增加的陈旧性张口受限病例的诊断有效。如果关节结节与关节盘之间的关节上腔内存在润滑液，那么相同部位的摩擦系数会很小而呈现流畅的滑移状态。然而，关节盘前移而不能复位的病例由于关节腔与髁突之间不存在关节盘，只存在双板区，因此不能恰当地分配功能，不呈现流畅的滑移状态

② 在下颌前牙唇面放置第 1 根手指（拇指），尽可能从患者的闭口状态诊查

③ 在下颌下缘后方放置第 2、3 根手指（示指、中指）体会关节上腔的滑移状态

④ 让患者做最大开闭口运动，在加压的条件下触诊关节上腔的滑移状态

⑤ 此时施加的压力随着开口度的增加而增大

⑥ 出现明显闭口反射的情况下反过来开始闭口轨迹上的检查

⑦ 利用越过髁间隆起时明显的速度变化体会关节上腔的滑移状态

⑧ 诊查靠近最大开口位时的阻力

⑨ 诊查最大开口位髁突停止状态。正常颞下颌关节髁突最前方位置由韧带控制而突然停止。与此相对，陈旧性张口受限的病例翼外肌与双板区上层呈张开的网状，停止在二者平衡的位置。因此，不会突然停止，而是有慢慢停止的感觉

⑩ 对颞下颌关节同时施加压力，确认有无疼痛与疼痛程度

图 41　颞下颌关节触诊，关节上腔滑移状态检查

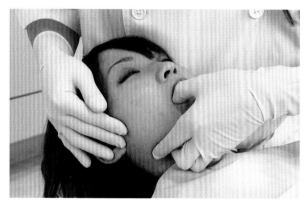

图 42　尽可能从闭口的状态开始体会滑移状态

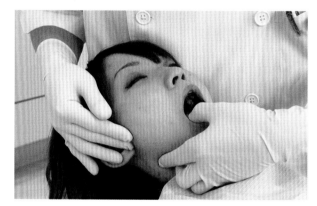

图 43　让患者做最大开闭口运动，触诊关节上腔滑移状态

四、咬合检查

初诊筛查时必需的咬合检查

咬合检查指按照前面提及的"咬合7要素"进行依次检查，不要遗漏应该纳入治疗的因素，并进行恰当组合实施，尽可能给患者提供安全性高且预后良好的治疗，并让患者满意。

然而，在初诊时通常作为筛查进行的椅旁咬合检查，对"咬合7要素"全部进行检查比较困难。初诊时必需的咬合检查首先是 Dawson 技术（双手扶持下颌法）的"牙尖交错位与正中关系位是否一致的检查"，其次是使用咬合纸与触诊的"牙尖交错位与正中关系位早接触及偏离牙尖交错位牙尖干扰的检查"。

颞下颌关节与肌肉触诊的同时，作为初诊时必需的筛查，进行这些咬合检查非常重要。

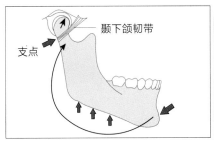
图 44，图 45　Dawson 技术

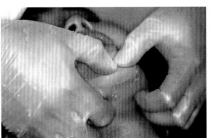
图 46　咬合纸与咬合纸夹

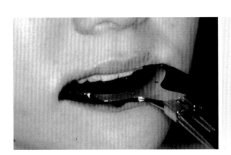
图 47　使用咬合纸进行咬合检查

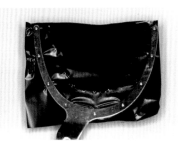
图 48　牙尖交错位检查使用厚度为 10 μm 的咬合纸

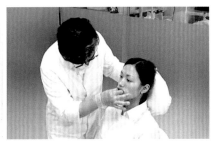
图 49　使用触诊进行咬合检查

专 栏

Ante 法则

1926 年，关于固定桥设计提出了 Ante 法则，其概念是"基牙牙根表面积总和必须与修复牙牙根表面积总和相等或更大"，据此对于缺损部位进行修复治疗时必须合理地选择基牙。

随后，Duchange 以此法则为基础，根据牙根表面积算出了简单系数，并研究出以此系数为基础的固定桥设计方法。

然而，尽管确立了临床目标，但是不根据每颗牙齿的具体状况，不考虑基牙状态是否健全，也未必可以说是恰当的评价方法。特别是固定桥病例的基牙在多数情况下会因邻牙丧失的影响伴有牙槽骨吸收，另外，因牙周病导致牙齿丧失的情况下骨吸收程度更大，与其相对应的基牙牙槽骨吸收超过一定高度，剩余牙根表面积的减少比例就会变大。因此，Tylman 提倡根据每颗牙的状态增加基牙的数量。

现在日本医疗保险治疗时关于固定桥基牙支持能力的判定就使用这些指数，在充分理解第一部分牙齿支持能力的基础上，固定桥设计必须进行牙周组织检查、X 线检查、细菌检查等，必须根据牙根形状、牙槽骨吸收程度、抗龋能力等口腔内环境进行综合诊断并设计冠与固定桥。

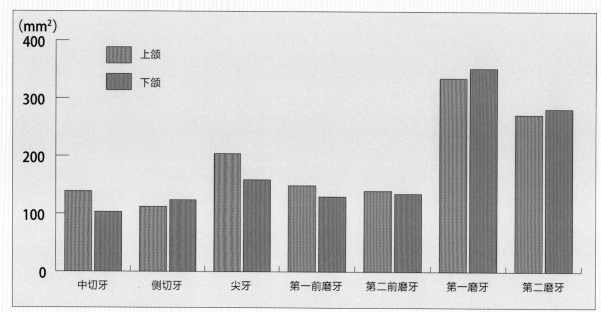

图 1　不同牙齿的牙根表面积平均值

Part 4

第四部分 | 口腔功能诊断

一、正常状态与各种疾病的症状

渡边正宣，佐藤利英，浅沼直树

二、与各种疾病相应的手法治疗实践

小出馨，田中希代子，小出胜义

一、正常状态与各种疾病的症状

口腔功能诊断首先必须以口颌系统的正常状态为基准,正确评估各种疾病特征性的髁突运动轨迹、肌肉症状及影像学表现等。本节主要介绍口腔功能的诊断标准及各种疾病相应的手法治疗技术要点。

1. 正常颞下颌关节的髁突运动及其轨迹特征

① 开口初期左右同时开始运动

② 到达最大开口位大约向前滑移 20 mm（前伸运动约 12 mm）

③ 描绘无弯曲的光滑轨迹

④ 沿颞骨关节结节呈现凸向下方的弯曲

⑤ 开闭口时左右髁突协调地同时移动,并且左右旋转与滑移的时机相同。也就是说,开口时左右髁突大致同时滑移到 10 mm 的位置,而且此时的旋转角度也大致相同

⑥ 往返轨迹大致相同

⑦ 最大开口位髁突位于最前方位置,并沿颞骨关节结节朝向上方

⑧ 髁突越过颞骨关节结节最下方后一直到达最大开口的髁突最前方位置,未发现双板区上层等明显的运动抑制。开口最大时主要被外侧韧带后方纤维束（深层）控制而突然停止

图 1　正常颞下颌关节的髁突运动及其轨迹特征

2. 正常颞下颌关节的髁突运动及颞下颌关节各部位的功能

（1）牙尖交错位

口颌系统协调的情况下牙尖交错位的髁突位于髁突稳定位，主要通过关节囊与外侧韧带保持在上方。此时未变形的颞下颌关节的关节盘充满颞骨关节窝及关节结节与髁突之间的间隙，功能压力几乎均等地分散到最大范围的关节功能面。关节盘前方组织上叶不松弛，下叶处于松弛状态。

另外，颞下颌关节关节盘后方的双板区（双板区）上层反而处于松弛状态，下层不松弛。双板区静脉丛压缩并排出血液，而体积处于最小的状态。一旦患者微微张口，髁突就会在关节盘与髁突间的关节下腔内旋转，关节盘前方组织下叶伸展而松弛变缓。相反，没有松弛的双板区下层就会微微松弛。

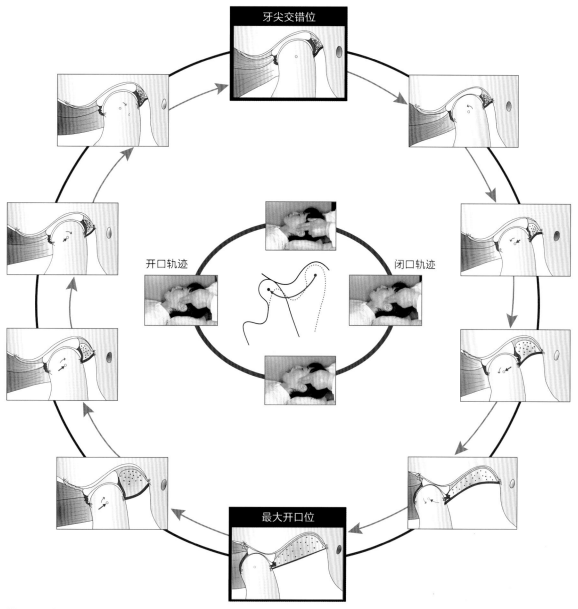

图2 下颌运动与颞下颌关节各部位的功能

（2）到达最大开口位的中间区域

如果开口度增加，髁突就会在旋转的同时开始向前方滑移。与其相对应的双板区上层存在的松弛就会伸展而消失，并且与双板区下层开始分离。上层与下层分离形成的间隙出现双板区静脉丛充血，其形态发生变化的同时体积增大，最终充满间隙。

开口度进一步增大，主要由弹性纤维构成的双板区上层伸展，双板区静脉丛因进一步充血而体积增大。此时，上下关节腔闭锁，关节腔内形成负压，但不见关节腔扩大。这种情况在 MRI 检查时清晰可见，然而切开发现关节腔开放，负压消失，关节后部可见关节上腔明显扩大。必须了解这点与身体的颞下颌关节状态存在较大差异。

（3）最大开口位

如果快速做最大开口运动，关节腔内与双板区静脉丛内就会形成一定的负压，尽管如此也不见关节腔扩大。这应该是双板区上层具有弹性及静脉丛作用的结果，因为这样的负压，所有关节囊后壁短时间内会出现微微凹陷，直到被血液充满。

最大开口位时一旦双板区静脉丛内部被血液充满，关节囊后壁的凹陷就会消退。此时，关节盘前方组织下叶伸展到最大，上叶出现松弛。相反双板区上层伸展到最大，下层出现松弛。

（4）到达牙尖交错位的中间区域

最大开口后一旦闭口，闭口肌就会伸张、施加反作用，髁突急速向后方滑移，然而在闭口过程中充血的双板区静脉丛内部血液不会瞬时排出，这样对关节窝后壁起到缓冲作用。另外，闭口时降低髁突向后方滑移的速度对防止颞下颌关节关节盘前方转移比较有效。此时，静脉丛内压力较高，关节囊后壁微微隆起呈凸面状。

转移到闭口状态时双板区下层伸展，松弛消失，相反关节盘前方组织下叶出现松弛。双板区下层主要由胶原纤维组成，无伸展性，即使髁突向后方急速滑移，颞下颌关节关节盘也一定向后方牵引，与髁突相对的关节盘维持在恰当的位置。因此，具有防止颞下颌关节关节盘向前方转移的功能。

（5）牙尖交错位

闭口状态末期，双板区上层再次出现松弛，然而一直到此期间，主要由弹性纤维构成的双板区上层通过伸展反作用发挥牵引关节盘向后方的功能。这样顺利进行闭口运动的同时可有效地防止颞下颌关节关节盘向前方转移。

直到髁突处于稳定位为止，如果髁突后退，具有强大韧性的外侧韧带就会防止其过度向后运动，同时也防止关节盘向前方转移。而且，双板区静脉丛充血消退，内压降低。闭口状态如前所述，可以说具备多重防止颞下颌关节的关节盘向前方转移的结构。

3. 颞下颌关节关节盘可复性前移病例（Ⅲ a 型）的特征（图3，图4）

（1）颞下颌关节关节盘可复性前移病例存在相反的弹响（reciprocal click），由开口时弹响（即脱臼复位弹响：reduction click，on click）与闭口弹响（即脱臼弹响：luxation click，off click）组成。

（2）对颞下颌关节的侧方、后方及下方 3 个部位进行触诊可诊断交互弹响，特别是下方触诊可以明确诊断脱臼弹响。

（3）使用颞下颌关节专用听诊器对听诊颞下颌关节关节盘可复性前移病例所特有的交互弹响等关节杂音检查有效。这种方法可以根据不同部位评价关节音，尤其是脱臼复位弹响极其准确，脱臼弹响也可能得到确认。

（4）通过肌肉触诊，多数情况下可以确认二腹肌后腹与咬肌浅层的压痛。

（5）弹响时可以确认患病侧颞下颌关节部位的运动疼痛。

（6）通过颞下颌关节触诊可以确认患病侧颞下颌关节部位压痛。

（7）可以确认直到弹响发生过程中下颌运动障碍（患病侧颞下颌关节部位卡住的感觉），还可以确认弹响发生后关节上腔的正常滑移状态。

（8）颞下颌关节侧方触诊可以发现最大开口位髁突双板区上层无阻力，通过外侧韧带后方纤维束的作用突然停止。

（9）MRI 检查可以确认牙尖交错位关节盘转移到前方，最大开口位关节盘复位。

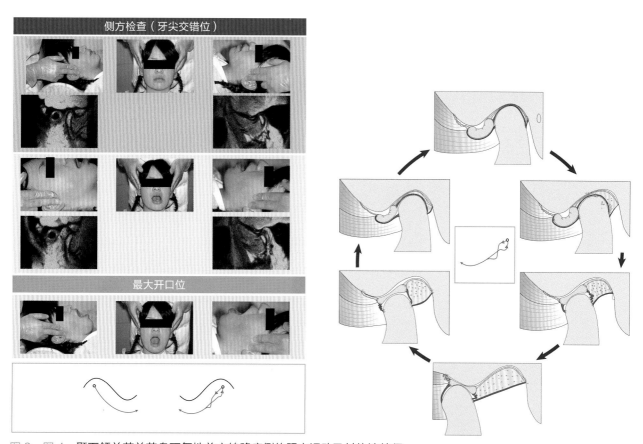

图3，图4　颞下颌关节关节盘可复性前方转移病例的髁突运动及其轨迹特征

4.颞下颌关节关节盘不可复性前移病例（Ⅲb型）的特征（图5，图6）

（1）急性张口受限患者在多数情况下有交互弹响的既往史，如果表现为突然开口度为20~30 mm，则诊断为中度张口受限。

（2）一旦病情转移为陈旧性（慢性），双板区上层明显伸展，开口度也增加到35~45 mm，仅最大开口时确定颞下颌关节患侧有牵引痛。

（3）随着接近最大开口位，陈旧性病例双板区上层阻力增大。因此，最大开口位的髁突停止方式不是外侧韧带后方纤维束（深层）突然停止，而是双板区上层与翼外肌呈张开的网状，双板区上层伸展到弹性极限，在与翼外肌张力平衡的位置慢慢停止。

（4）一旦病情转移为陈旧性，根据侧方触诊确认患侧髁突的滑移受限就变得困难，多数情况下通过关节上腔滑移状态的检查，在加压条件下确认关节上腔滑移状态，临床上就可以适当地诊断病情。

（5）颞下颌关节关节盘不可复性前移病例的双板层穿孔，通过关节音检查可闻及捻发音，与颞下颌关节关节盘可复性前移病例的脱臼弹响一样，使用颞下颌关节专用听诊器听诊可以确诊。

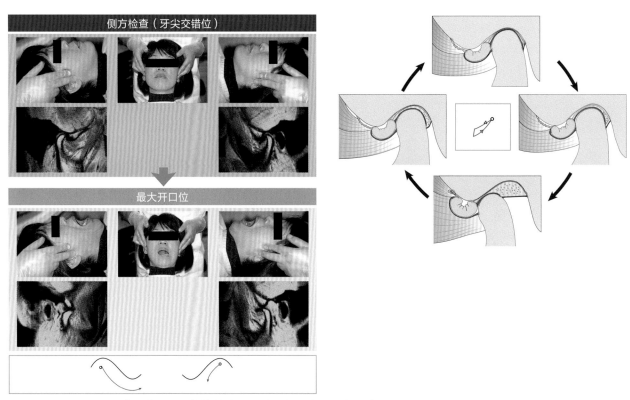

图5，图6 颞下颌关节关节盘不可复性前移病例的髁突运动及其轨迹特征

二、与各种疾病相应的手法治疗实践

1. 颞下颌关节关节盘有效徒手整复治疗（手法治疗技术）的条件

若怀疑发生急性颞下颌关节关节盘不可复性前移，应首先通过问诊与触诊，判断是否具有手法治疗技术的适应证，并且需要根据通过 MRI 检查进行确定诊断。能够正确诊断是否具有这项手法治疗技术的适应证非常重要。

如果诊断为适合此项手法治疗的急性颞下颌关节关节盘不可复性前移，那么就对传统型手法治疗技术加以改良，施行有效的关节盘整复治疗。有效颞下颌关节关节盘整复治疗的条件有 3 个，首先是有效髁突下拉的恰当治疗前处置，其次是容易发生脱臼的情况下让患者不要开口进行的恰当手法治疗技术，最后是关节盘整复后尽可能去除颞下颌关节关节盘变形与关节腔内纤维性粘连的恰当治疗后处置。如果病例符合这 3 个条件，那么与传统型治疗相比，成功率会高很多，而且对颞下颌关节损伤较小，预后良好。

颞下颌关节移位可以发现前方移位最多，其次是内侧移位，外侧移位较少，后方移位极少。然而，即使是比较少见的疾病，也必须有足够的认识。

适合手法治疗技术的诊断

1. 通过问诊获取现病史，确认关节盘不可复性前移的可能性较高
2. 通过触诊确认关节盘向前向内向下的转移及外侧转移与非叠加
3. 确认未转移到陈旧性的情况下关节盘整复治疗（手法治疗技术）有效
4. 对于颞下颌关节发育完成前的年轻人，注意以翼外肌上头为主的肌肉、关节盘、双板区等改建（缩短），确认适应证
5. 对于高龄患者，在注意其特异性同时必须诊断关节盘复位后牙列是否可以维持髁突位置
6. 对于关节盘前移且无空隙的病例，立即施行手法治疗技术让颞下颌关节关节盘复位，多数情况下最好根据患者的痛苦程度与预后，根据具体病例必须对病情进行明确诊断的情况下进行 MRI 检查

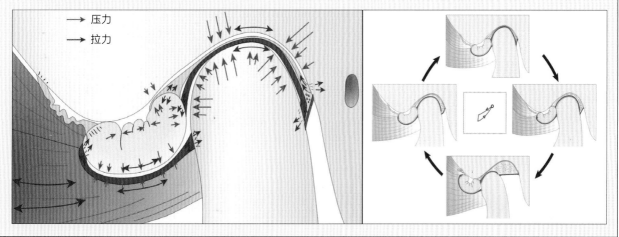

图 7　施行手法治疗技术时的必要诊断

2. 传统徒手颞下颌关节关节盘整复治疗（手法治疗技术）的问题

1. 髁突下牵属于Ⅲ类杠杆，下牵效率差
2. 髁突下牵使用拇指指尖，不能充分加力
3. 髁突下牵时闭口肌过度紧张形成阻力
4. 拇指放置于最后磨牙咬合面远中，开口度变大，这样闭口肌（咬肌、颞肌、翼内肌）的反作用使髁突进一步上顶形成阻力
5. 髁突下牵困难，不充分改善髁突部位的压力，结果就会变成仅仅简单地向前方用力牵引的状态
6. 双板区上层容易出现进一步伸展
7. 结果颞下颌关节关节盘复位变得困难
8. 虽然颞下颌关节关节盘得到了复位，但是阻力较大，此时弹响的声音又高又大
9. 虽然颞下颌关节关节盘得到了复位，但是颞下颌关节关节盘发生了变形，结果与髁突不协调，还会轻易地立刻移位

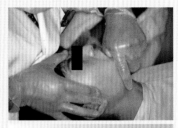
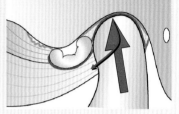

图 8　传统徒手颞下颌关节关节盘整复治疗（Furlow 法的手法治疗技术）的问题

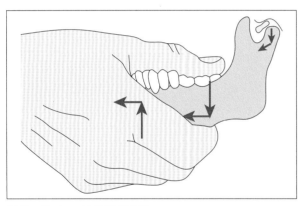

图 9　Furlow 法的治疗方法

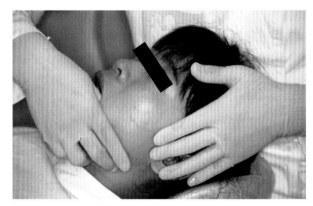

图 10　Furlow 法的手法治疗技术

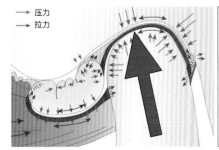
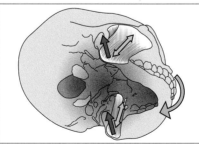
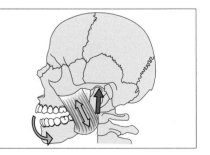

图 11　大张口时髁突通过闭口肌的反作用进一步上顶

3. 改良型手法治疗技术

1. 恰当的治疗前处置 　（有效的髁突下牵→由Ⅲ类杠杆至Ⅰ类杠杆） 2. 恰当的手法治疗技术 　（做好不开口容易脱臼的准备而进行） 3. 恰当的治疗后处置 　（去除颞下颌关节关节盘变形，尽可能去除关节腔内纤维性粘连）	3 种杠杆 • Ⅰ类杠杆（钳子） • Ⅱ类杠杆（铡刀） • Ⅲ类杠杆（镊子）

图 12　有效改良型手法治疗技术（徒手进行颞下颌关节关节盘整复治疗）的条件

1）治疗前处置

1. 患者头顶部定位于术者上腹部
2. 患者头位稍向下方，减轻颈部负担
3. 把 3 根棉卷重叠在一起并用纱布卷好，放在患侧最后方牙齿上作为杠杆的支点
4. 健侧髁突成为另一个支点，注意加力方式，不要把健侧髁突挤压向后方
5. 让患侧髁突稍微向前方移动防止压迫双板区，注意不要诱发疼痛
6. 在颏部下缘放置左右重叠的手掌，向前方移动杠杆的着力点
7. 在颏部下缘通过手掌使用左右手腕施加足够大的力
8. 施加的力用术者腹部阻挡，注意不要把患者头部向上方牵引
9. 让患者练习即使施力，开口肌与闭口肌都不紧张
10. 根据健侧上下前牙靠近的状态确认通过施力患侧髁突下牵
11. 在治疗前处置中，下牵髁突需要足够的时间（5~7 分钟）

图 13　有效改良型手法治疗技术的治疗前处置——髁突下牵

2）手法治疗技术的治疗方法

1. 通过治疗前处置，下牵患侧髁突
2. 在健侧的颞部用手固定头部
3. 患侧成为平衡侧，尽可能移动髁突向颞下颌关节关节盘移位的前内下方
4. 把手放置于患侧下颌支后缘，加力协助平衡侧髁突运动
5. 持续加力的同时观察健侧上下尖牙附近的位置关系
6. 一旦颞下颌关节关节盘复位，就可以发现下颌移动量明显增加
7. 如果确认颞下颌关节关节盘复位，那么让患者不要做吞咽唾液等动作，直接向前方移动下颌后让患者张口维持复位状态
8. 通过治疗后处置控制再移位

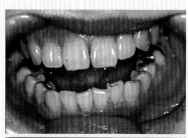
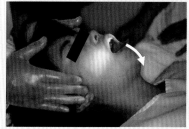

图 14　手法治疗技术的治疗方法

3）治疗后处置

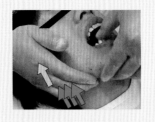
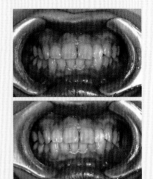

1. 在颞下颌关节关节盘复位状态下，用一只手固定下颌，另一只手的手掌放置在下颌下缘后方，通过髁突从下方给关节盘边加压边让患者慢慢地做开闭口运动10分钟左右，实现颞下颌关节关节盘的形态修整。通过这些操作实现颞下颌关节关节盘与髁突协调，防止再发生移位

2. 同样把手掌放置在下颌下缘后方，通过髁突从下方给关节盘边加压边把髁突推向后方正中关系的方向，实现关节盘后方肥厚部位的上下关节腔胶原纤维粘连的伸展与分离

3. 随后，让患者自己做30~40分钟功能性开闭口运动，利用闭口肌反作用实现关节盘形态的进一步修整。此方法让患者把拇指手掌部位放置于上前牙舌面，在不要闭口至牙尖交错位状态下进行开闭口运动，结果既可以确实维持颞下颌关节关节盘的复位状态，也可以防止关节盘中途再次移位。而且，为了不诱发肌肉疲劳，指示患者做开闭口运动过程中每隔2秒休息一次

颞下颌关节关节盘复位完成治疗后处置的口腔内状况。下颌向患侧偏移有所改善

图 15　有效改良型手法治疗技术的治疗后处置

手法治疗技术的实践

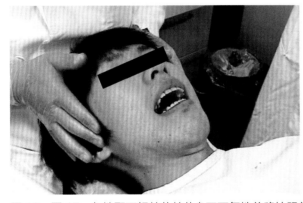
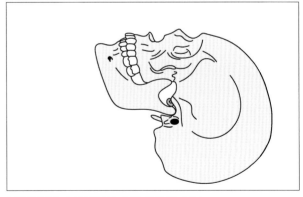

图 16，图 17　急性颞下颌关节关节盘不可复性前移按照前一节介绍的标准确认手法治疗技术的适应证

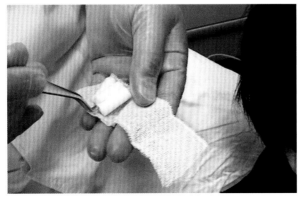
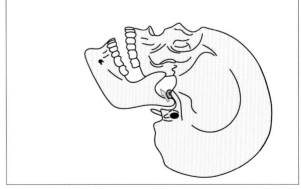

图 18，图 19　患侧髁突稍微向前方移动。把3根棉卷重叠在一起并用纱布卷好

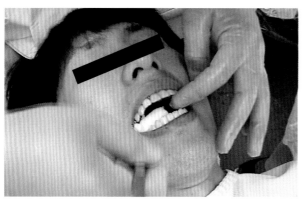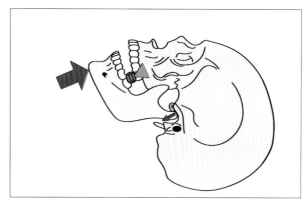

图 20，图 21　患侧髁突移到前方的状态，在患侧最后方牙齿上放置用纱布卷好的棉卷

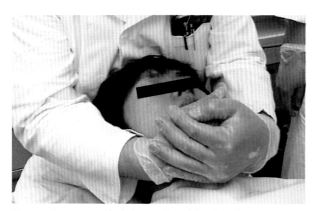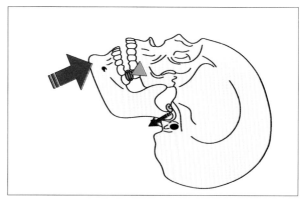

图 22，图 23　一边注意不要把健侧髁突压向后方，一边加力向下牵引患侧髁突

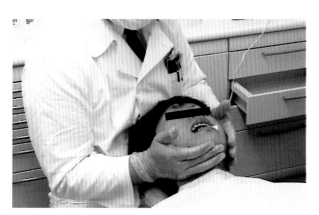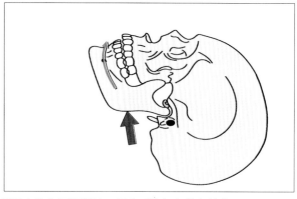

图 24，图 25　通过治疗前处置，如果髁突充分下移，那么把患侧髁突作为平衡侧从下颌支后缘加力推向前方

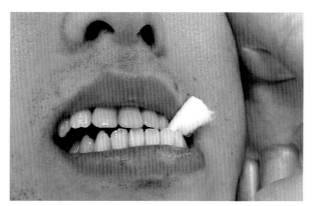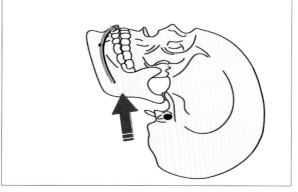

图 26，图 27　为了让健侧前方牙齿不发生干扰，在健侧牙列之间放置棉卷。一旦复位，下颌移动量就会显著增加

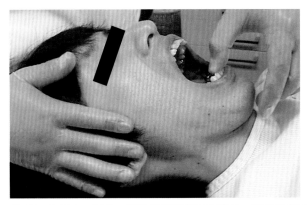
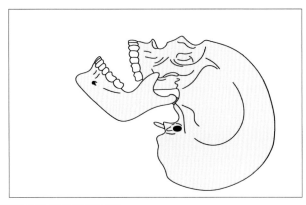

图 28，图 29　此时一旦咬紧就可能再次移位，指示患者不要因吞咽积存的唾液而开口

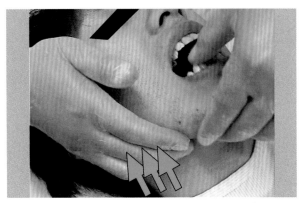
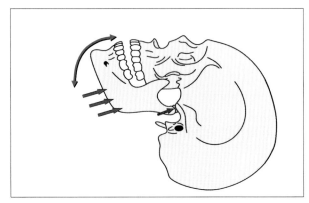

图 30，图 31　通过治疗后处置，实现关节盘形态修整等，使髁突与关节盘协调

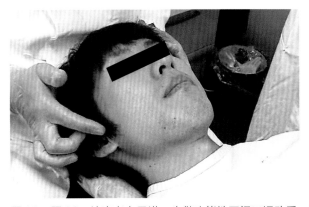
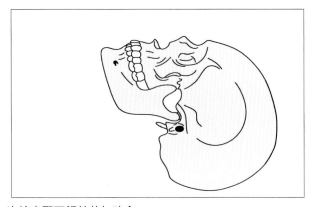

图 32，图 33　让患者自己进一步做功能性开闭口运动后，再一次检查颞下颌关节与咬合

改良型手法治疗技术的特点

1. 传统型的 Ⅲ 类杠杆变换成 Ⅰ 类杠杆，治疗前处置就可以通过两侧手腕有效地向下牵引患侧髁突与减压

2. 通过患侧髁突下移，闭口肌过度紧张很难成为阻力

3. 在非大张口的状态下，作为阻力的闭口肌反作用很难把髁突顶向上方

4. 脱臼复位时使用手腕从下颌支后缘施加足够的推力推向前方

5. 由于阻力较小，所以脱臼复位时弹响声音低且小，此时如果不认真仔细地观察上下牙列的位置关系，就不一定会注意到脱臼复位

6. 作为结果，关节盘非常容易复位

7. 可以最低限度地抑制双板区伸展与损伤

8. 通过治疗后处置实现颞下颌关节关节盘的形态修整，可以抑制关节盘再发生移位

图 34　改良型手法治疗技术的特点

4. 最大开口位关节盘后移（旋转过度）

最大开口位关节盘后移也叫作旋转过度（over rotation），从牙尖交错位到达最大开口位前髁突与关节盘协调地向前移动，但是在最大开口位呈现颞下颌关节向前方脱臼的状态。随后，闭口时通过自身力量让关节盘复位呈可闭口状态。因此，最大开口位时髁突位于关节盘前方并搭载到翼外肌上头的上面，闭口时患侧髁突滑移迟缓，从颞骨关节结节前方返回的闭口初期发出较大脱臼复位弹响的同时，依靠自身力量使关节盘复位，随后大致循正常轨迹闭口到牙尖交错位。这种脱臼复位弹响由于复位时阻力较大而发出很大的声音，叫作旋转过度弹响。

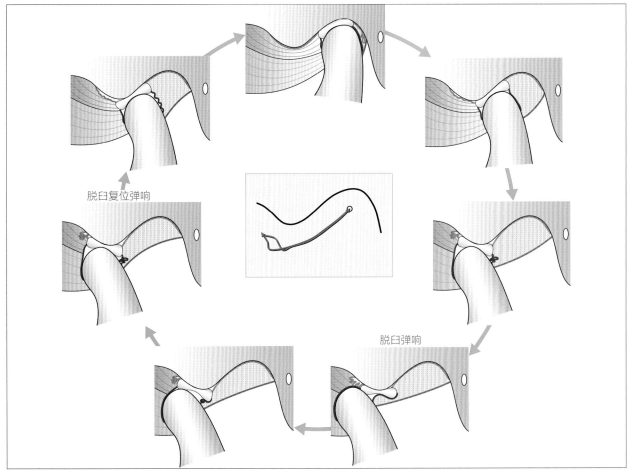

脱臼复位弹响

脱臼弹响

图 35 最大开口位关节盘后移（旋转过度）

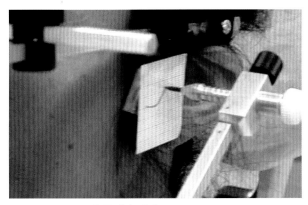
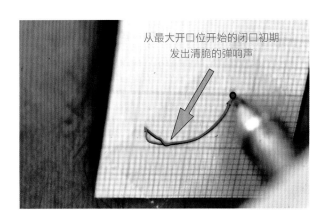

从最大开口位开始的闭口初期发出清脆的弹响声

图 36，图 37 旋转过度弹响

通常，旋转过度的非工作侧存在明显的牙尖干扰，通过磨牙外侧韧带与关节囊伸展，颞下颌关节容易出现松弛的情况。另外，高频率的磨牙导致咬肌与翼内肌发达，髁突通过最大开口时的反作用强烈上顶，而且矢状髁导斜度很大，与髁突最前方位相对应的颞骨关节结节上前方倾斜也容易变得很大。

5. 急性关节盘不可复性后移

急性关节盘不可复性后移的病例通常在最大开口位发生关节盘后移，闭口时关节盘处于不复位的闭口状态。因此，最大开口位时髁突位于关节盘前方并搭载到翼外肌上头的上面，在此状态不变的情况下闭口，患侧关节盘就会被挤入髁突后方的关节窝内。于是，患侧髁突移向前下方而不能咬合到以前的牙尖交错位，对侧仅尖牙或前磨牙咬合接触，一旦咬紧，就会压迫翼外肌上头而产生剧烈的疼痛。与关节盘前移不同，患者可以大张口，但是随着接近最大开口位，闭口肌的反作用就会使髁突上顶而压迫翼外肌上头，仍然会产生剧烈的疼痛。

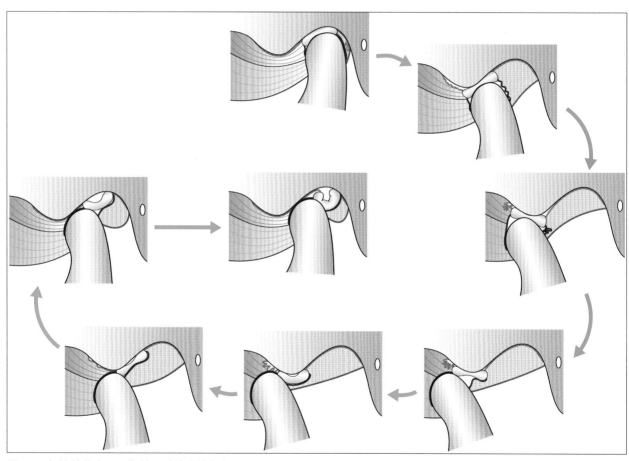

图38 急性关节盘不可复性后移的病情与发病机制

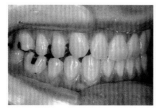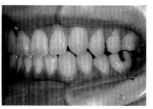

图39 右侧关节盘后移手法治疗技术治疗前

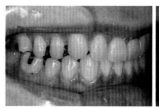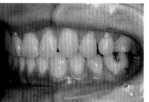

图40 右侧关节盘后移手法治疗技术治疗后

关节盘后移的有效手法治疗技术

对于急性关节盘不可复性后移病例，充分理解其病情非常重要。患侧髁突向前偏移较大，Hippocrates 法与 Furlow 法等传统的方法基本无效。通常关节盘后移如果不做准确的病情诊断而放任不管，面下方就会明显变形。

1）有效的治疗前处置——髁突下牵

有效的治疗前处置：把 3 根棉卷重叠在一起并用纱布卷好，与关节盘前移相同放在患侧最后方牙齿上作为杠杆支点进行髁突下牵，然而患侧髁突大幅度前移并与后方关节盘发生干扰，不可以直接向下牵引。如果与关节盘前移的治疗前处置相同，让髁突进一步大幅度前移，通常髁突充分下移就变得比较容易。

2）恰当手法治疗技术的步骤

通过关节盘后移的治疗前处置使患侧髁突充分下移后，尽可能在不开口状态下保持下颌位置并把患侧髁突推向后方。由于关节盘位于后上方，如果髁突能到达这种状态，通常关节盘复位就变得比较容易。

3）关节盘后移的后处置

与关节盘前移的治疗后处置相同，在颞下颌关节关节盘复位的状态下，通过髁突从下方给关节盘施加手压的同时做开闭口运动，使关节盘与髁突协调。随后也是让患者自己做功能性开闭口运动，进一步实现关节盘的形态修整。

4）关节盘复位后发展过程观察

关节盘后移由于髁突压迫翼外肌上头，关节盘复位后肌膜炎还会持续 1 天左右，患侧稍微呈现向前牵引的状态，患者多数情况下还存在咬合不调。对于这种情况，关节盘复位后不需要进行咬合调整，观察 1~2 天就会发现咬合关系的改善。

关节盘后移有效手法治疗技术的步骤

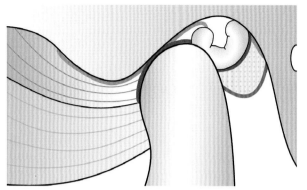

图 41　① 术前。急性关节盘不可复性后移

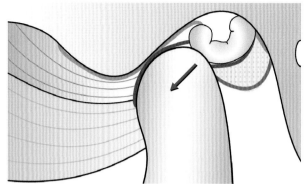

图 42　② 为了使患侧髁突与关节盘不发生干扰，让髁突进一步大幅度前移

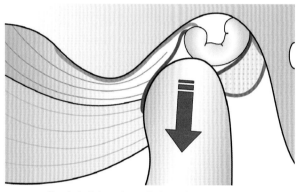

图 43　③ 治疗前处置与关节盘前移相同，使患侧髁突充分下移

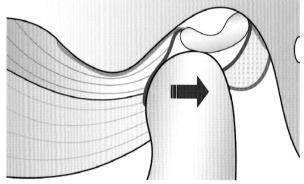

图 44　④ 尽可能在不开口的状态下保持下颌位置，并把患侧髁突推向后方

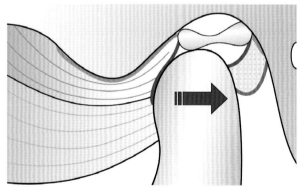

图 45　⑤ 关节盘位于后上方，比较容易复位

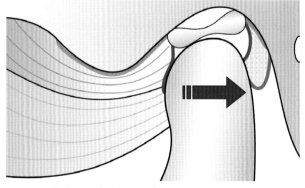

图 46　⑥ 在颞下颌关节关节盘复位的状态下，从下方施加手压的同时让患者做开闭口运动，使关节盘与髁突协调

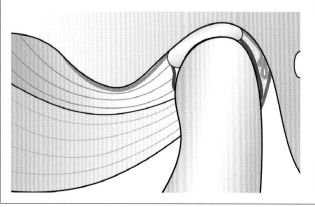

图 47　⑦ 关节盘复位后肌膜炎还会持续 1 天左右，观察1~2 天确认咬合关系的改善

第五部分 | 咬合 7 要素

一、关于咬合 7 要素
小出馨

二、咬合 7 要素具体化的𬭴架
佐藤利英

一、关于咬合 7 要素

▌ 关于"咬合 7 要素"

牙科治疗原则是实现"保全残留组织并提高功能恢复率",以牙列为主的口颌系统在重建与保全时,特别是以咀嚼为代表的各种咬合功能,显然与功能恢复率密切相关,如前所述,与保全残留组织相关的力的调控也是造成较大影响的重要因素。

然而,以前关于咬合的大部分观点无法统一,也没有明确的指标,医师只有在实际临床工作中依赖思考与经验。分析咬合构成,有以下 7 要素, 而且"咬合 7 要素"都是与治疗相关联的因素,每一个要素都不能遗漏,只有正确地利用好这些要素,才能保证治疗过程的安全和良好的预后,同时让患者满意。

▌ 咬合 7 要素

1. 牙尖交错位的位置

构成牙尖交错位的下颌位须实现垂直方向上口颌系统肌肉群决定的下颌姿势位与水平方向上颞下颌关节决定的髁突稳定位(正中关系)的协调。

2. 牙尖交错位的接触关系

牙尖交错位咬合接触关系是有牙颌的牙尖对边缘嵴关系(cusp to ridge)与牙尖对窝关系(cusp to fossa),无牙颌的平衡咬合与舌侧集中咬合等,所有病例的接触关系必须实现与口颌系统的条件协调。

3. 牙尖交错位的稳定性

牙尖交错位必须无早接触等异常,形成稳定的咬合接触关系。用咬合纸检查时必须充分考虑患者的体位、头位及表情肌等活动的影响。

4. 偏离牙尖交错位的诱导部位

有牙颌侧方诱导在形成时,必须采取方法实现传统点正中对应的尖牙诱导及长正中对应的组牙功能秴,这些内容是临床必须认知的口颌系统特性。

5. 偏离牙尖交错位的诱导方向

侧方诱导方向必须与生理性侧方边缘运动轨迹相协调，必须形成抑制下颌向后的侧向前伸诱导（Lateral Protrusive Tooth Guidance，M 型诱导），也会在可能的范围内形成抑制下颌向前的侧向后退诱导（Lateral Retrusive Tooth Guidance，D 型诱导），通过这些诱导最低限度地控制工作侧颞下颌关节承受的机械应力。

6. 咬合平面的位置

咬合平面的位置以口唇、翼上颌切迹、磨牙后垫、舌背的位置关系为基准，实现与咀嚼、吞咽、发音、美学等口颌系统功能相协调。

7. 咬合平面的曲度

咬合曲线（包括 Spee 曲线、Wilson 曲线、Monson 球面）可影响牙周组织功能压力的分配、颞下颌关节压力的负担、后牙咬合分离量、咀嚼时食物的移送等。

在临床修复中，进行咬合诊断、实际的咬合重建、治疗评价及预后管理时，只有仔细分析这"咬合 7 要素"的每个要素，对每个病例不要遗漏应该考虑的重要要素并进行综合治疗，才能实现与口腔功能相协调的咬合重建。只有这样，才能形成牙列稳定，最终获得较高的预后。笔者们从 18 年前开始把"咬合 7 要素"应用于临床咬合诊断与咬合重建系统，真正具体而准确地实现了恰当的牙列重建与保全。

咬合 7 要素

1. 牙尖交错位的位置
2. 牙尖交错位的接触关系
3. 牙尖交错位的稳定性
4. 偏离牙尖交错位的诱导部位
5. 偏离牙尖交错位的诱导方向
6. 咬合平面的位置
7. 咬合平面的曲度

图 1　咬合 7 要素

二、咬合 7 要素具体化的𬌗架

　　临床上为了使"咬合 7 要素"具体化，必须充分熟悉并灵活运用𬌗架。牙尖交错位的位置、接触关系及稳定性这 3 个要素通过𬌗架正中关系的再现精度决定。偏离牙尖交错位的诱导部位与方向这 2 个要素通过𬌗架侧方运动的再现精度决定。咬合平面的位置与曲度通过𬌗架上咬合平面分析装置进行正确地分析诊断与设定。根据"咬合 7 要素"在用间接法制作修复体时，正确使用与𬌗架相关联的 3 个功能就可以真正实现临床的具体现场工作。

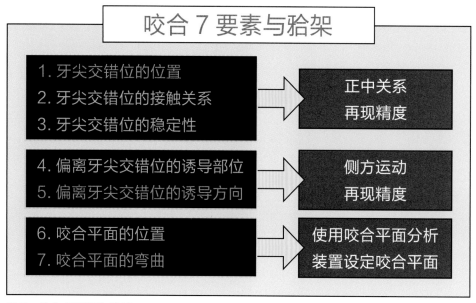

图 2　咬合 7 要素与𬌗架

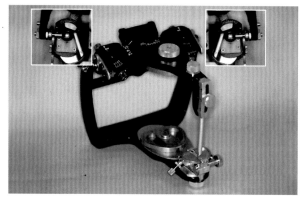

图 3　Pro Ach 𬌗架。正中关系再现精度高，可以正确再现侧方运动

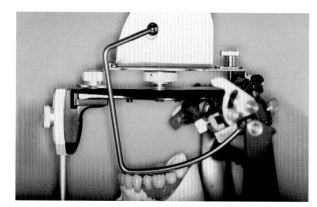

图 4　Pro Ach 咬合平面分析装置可以恰当地设定咬合平面的位置和矢状与左右咬合弯曲

咬合 7 要素 –1——牙尖交错位的位置

一、垂直距离决定基准

渡边正宣，海老原宽子

二、正中关系的恰当诱导法

八子诚一郎，浅野荣一朗，大西一男，大薮广司

专栏：哥特式弓口外描记法

三浦康伸

三、正中关系的影响因素

佐藤三幸，近藤敦子

四、𬌗架上牙尖交错位的再现功能

星久雄，森野隆

专栏：咬合对口颌系统的影响及力的恰当分配

小出胜义

一、垂直距离决定基准

　　理论上来说，决定颌位、获取咬合关系的 3 要素是下颌姿势位、息止颌间隙、髁突稳定位(图2)，然而，实际上获取咬合关系并非如此，有时即使按照这个理论去操作，也未必能够获得正确的颌位关系，再现性低的情况比较多见。因此，临床上准确获取咬合关系的实践基准是医师在长年工作中积累的经验。本节介绍的获取咬合关系临床基准是笔者根据每天的工作积累出来的一点心得，希望对读者的实际工作有所帮助。

咬合 7 要素

1. 牙尖交错位的位置
2. 牙尖交错位的接触关系
3. 牙尖交错位的稳定性
4. 偏离牙尖交错位的诱导部位
5. 偏离牙尖交错位的诱导方向
6. 咬合平面的位置
7. 咬合平面的曲度

图 1　咬合 7 要素 -1——牙尖交错位的位置

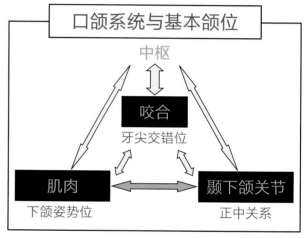

口颌系统与基本颌位

中枢

咬合
牙尖交错位

肌肉　　　　　颞下颌关节

下颌姿势位　　　　　正中关系

图 2　口颌系统与基本颌位的关系

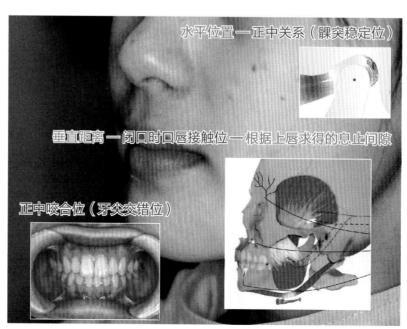

水平位置—正中关系（髁突稳定位）

垂直距离—闭口时口唇接触位—根据上唇求得的息止间隙

正中咬合位（牙尖交错位）

图 3　垂直距离获取方法

临床有效决定垂直距离的要点

1. 下颌姿势位缺少稳定性，实际上很难成为决定垂直距离的基准

2. 决定垂直距离以上下唇长度、上唇厚度及上唇唇红部位的面积为基准

3. 首先确认有恰当的唇部支撑

4. 自然头位状态下让上下唇松弛（鼓励患者放松）

5. 让患者从开口状态闭口，首先求得上下唇正中部位的接触位置

6. 让患者从闭口状态张口，注意垂直距离过高的状态（这是根据身体的生理稳定性让上下唇伸展，来源于上下唇物理粘贴）

7. 根据正中接触位置的高度减去患者固有息止颌间隙决定垂直距离

8. 此时，患者固有息止颌间隙的范围为 2.0~4.0 mm（1.8~3.8 mm），以上唇厚度与上唇唇红部位面积为基准，具体数值由术者决定

9. 注意不以下唇厚度与唇红部位面积为基准

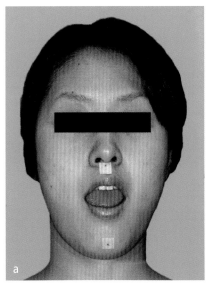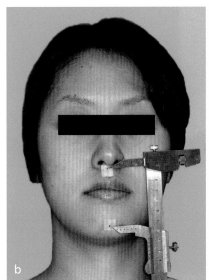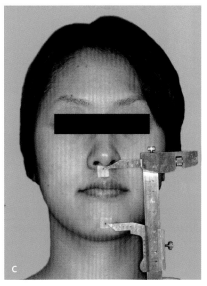

图 4　垂直距离测定。闭口时口唇接触位置——由上唇决定的息止颌间隙。a. 自然头位的张口状态；b. 测定下唇接触上唇的高度；c. 以上唇厚度与唇红部位面积为基准决定息止颌间隙，减掉这部分间隙后决定垂直距离

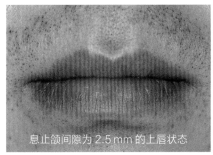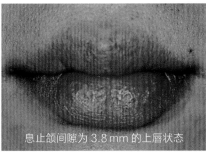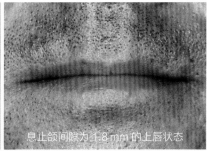

图 5　上唇与息止颌间隙的关系。上唇与息止颌间隙平均为 2.5 mm（2.0~4.0 mm）。息止颌间隙量由术者根据上唇厚度与唇红部位面积决定。必须注意不以下唇为基准

二、正中关系的恰当诱导法

　　水平颌位关系的基准是颞下颌关节决定的髁突稳定位（正中关系）。髁突稳定位是下颌骨髁突通过关节盘与颞骨关节窝和关节结节相对的合适位置，此时髁突位于关节窝的最前上方，并且关节盘几乎不发生变形。这样的髁突稳定位可以把下颌骨的受力通过关节盘最大范围地传递到颞骨与下颌骨构成的颞下颌关节部分，而且在这种状态下力的分散效率最佳，可以把机械应力集中降到最低。因此，髁突稳定位是可以生理性抵抗最大应力的髁突位置，临床上此位置与牙尖交错位一致非常重要。

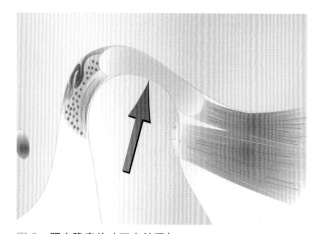

图 6　髁突稳定位（正中关系）

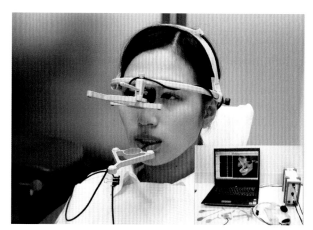

图 7　使用 Zebris 进行髁突运动的三次元解析。正中关系的特点可以通过各种各样的检查仪器进行解析

正中关系 3 种恰当的诱导方法

1. 哥特式弓描记法
2. 前牙咬合夹具法
3. Dawson 双手扶持下颌法

图 8　正中关系恰当的诱导方法

正中关系（髁突稳定位）的咬合记录

咬合记录是决定与记录构成牙尖交错位三维空间下颌位置的操作。垂直距离决定于闭口时口唇接触位的高度减去根据上唇诊断的息止颌间隙。正中关系（髁突稳定位）的诱导方法介绍哥特式弓描记法、前牙咬合夹具法（Anterior jig）及 Dawson 双手扶持下颌法（Bilateral manipulation technique）。

2-1　哥特式弓描记法

哥特式弓描记法主要用于无牙颌病例。𬨎架上再现临床最有效的下颌运动是侧方边缘运动，无牙颌病例使用哥特式弓描记装置时，应注意尽可能不要侵犯舌的活动空间，描记针设置在上颌，描记板设置在下颌，咬合记录时把髁道调节误差控制在最小限度。

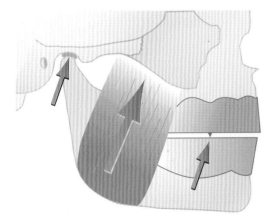

图9　哥特式弓描记法

哥特式弓口内描记法的优缺点

优点　1. 装置简单轻便
　　　2. 操作简单
　　　3. 基托与蜡堤稳定性好
　　　4. 尖端清新

缺点　1. 不能直视运动轨迹
　　　2. 描记针不能过细
　　　3. 描记轨迹短
　　　4. 侵犯舌的活动空间

图10　哥特式弓口内描记法

哥特式弓描记时的必要条件

1. 基托与蜡堤无变形
2. 基托与蜡堤稳定
3. 垂直距离合适
4. 描记针位于正中
5. 充分进行下颌运动练习
6. 侧方边缘运动后还要进行开闭口运动

图11　哥特式弓描记时的注意事项

正常有牙颌尖端的评价

1. 正中关系，髁突稳定位
2. 牙尖交错位
3. 习惯性闭口轨迹上的咬合接触点
4. 叩齿接触点
5. 肌位

图12　哥特式弓的尖端

哥特式弓描记装置

对于无牙颌修复患者，在获取咬合关系时髁突稳定位诱导与咬合记录通常使用哥特式弓描记装置。此时，临床有效的做法就像前面介绍的那样，把哥特式弓描记装置的描记针设置在上颌，描记板设置在下颌。如果优先确保舌的活动空间而把描记板设置在上颌，描记针设置在下颌，那么上颌前牙部位牙槽黏膜就会被高度压缩，结果获得咬合记录时上颌基托前方就会明显下沉，下颌运动的再现精度就会显著降低，在咬合重建时就会成为决定性的问题，必须引起足够的注意。

笔者们分析了咬合记录恰当的全口义齿制作时基托与蜡堤形态尺寸变化，并在此结果的基础上开发了 Prosomatic 哥特式弓描记装置（图 14）。此装置的上下颌结构都有两种尺寸，几乎可以完美应对全部病例。本装置仅需 5~6 分钟就可以简单而牢固地安装到基托与蜡堤，而且操作性能良好，精度高，垂直距离可以进行微调（图 15~图 18）。

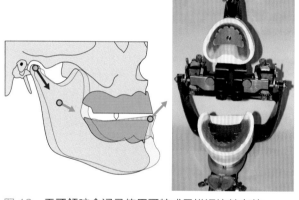

图 13 无牙颌咬合记录使用哥特式弓描记比较有效

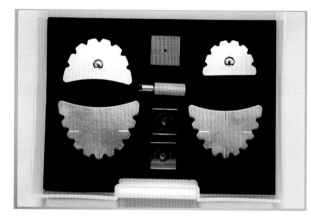

图 14 哥特式弓描记装置

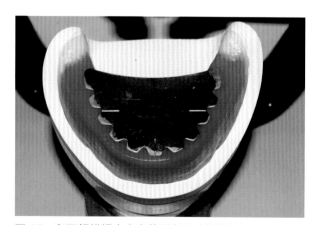

图 15 在下颌蜡堤中央安装适当尺寸的描记板

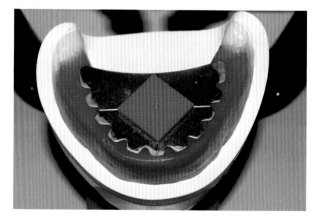

图 16 在描记板中央贴附定位片

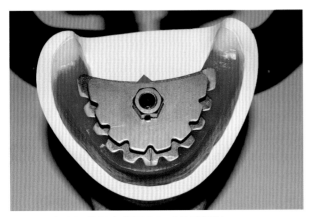

图 17　在上颌蜡堤安装适当尺寸的描记针

图 18　哥特式弓描记装置安装完毕。上颌安装描记针，下颌安装描记板可以有效再现下颌运动

哥特式弓描记的临床意义

1. 决定水平颌位关系
2. 颞下颌关节功能诊断
3. 习惯性咬合位置诊断
4. 下颌运动习惯诊断
5. 偏离牙尖交错位的咬合记录基准

图 19　哥特式弓描记有较深的临床意义

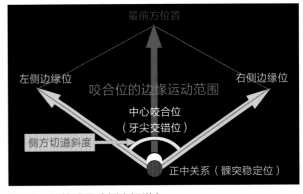

图 20　哥特式弓（侧方切道）

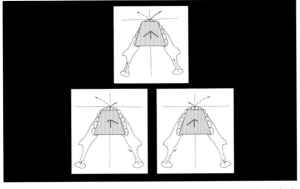

图 21　根据哥特式弓描记轨迹进行颞下颌关节的病情诊断。髁突滑移障碍检查

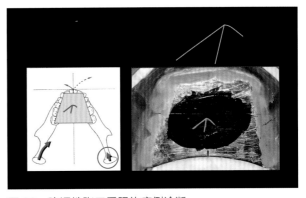

图 22　陈旧性张口受限的病例诊断

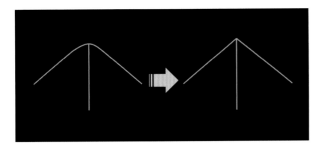

图 23　牙尖交错位位于髁突稳定位前方较远的病例。如果没有翼外肌萎缩等器质性问题，则通过 10~20 分钟下颌运动练习就可以描记出正常的尖端

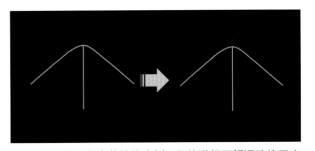

图 24　翼外肌发生萎缩的病例。即使进行下颌运动练习也不会描记出正常的尖端，然而如果术者诱导患者下颌后退，或者让患者自己强制性下颌后退并进行侧方边缘运动，就可以描记出尖端。如果用这个尖端构建牙尖交错位，结果也不能勉强戴用。确定颌位关系的最终方法是叩齿接触点

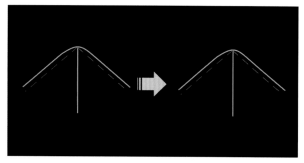 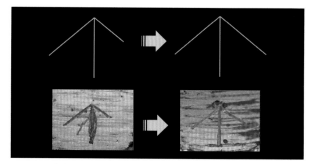

图25　明显存在迅即侧移的病例。通过外侧韧带等伸展明显存在迅即侧移的病例，即使进行下颌运动练习也不会描记出尖端。确定颌位关系的最终方法仍然是叩齿接触点

图26　右侧颞下颌关节紊乱综合征的病例。通过15分钟的下颌运动练习可以描记出正常的尖端

2-2　前牙咬合夹具法（Anterior jig）

　　使用前牙咬合夹具的注意事项是通过制作修复体时的垂直距离获取咬合记录。抬高垂直距离的咬合记录容易导致最重要咬合位的牙尖交错位错乱。

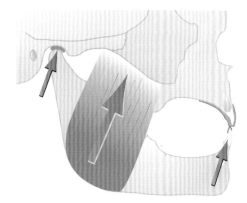 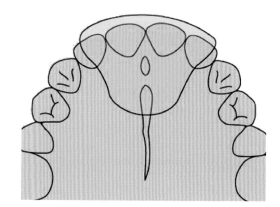

图27　前牙咬合夹具法

图28　前牙咬合夹具的制作范围

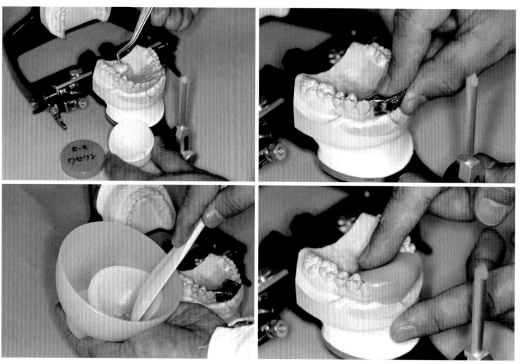

图29　有牙颌病例的前牙咬合夹具制作。涂布一层凡士林，压接锡箔，用自凝塑料制作

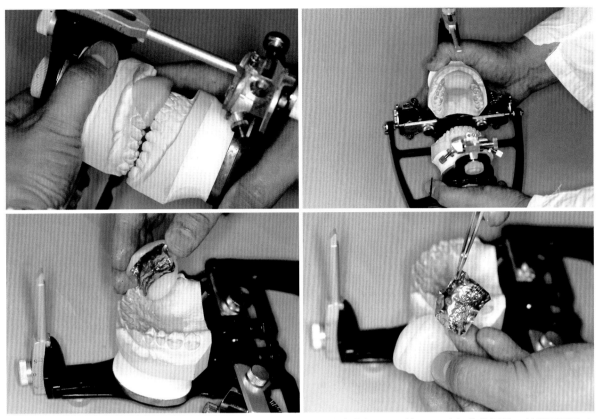

图 30 偏离牙尖交错位时抬高量最小，尽可能与安装修复体时的高度相同。对颌牙压痕部位修平整，待凝固后除去锡箔

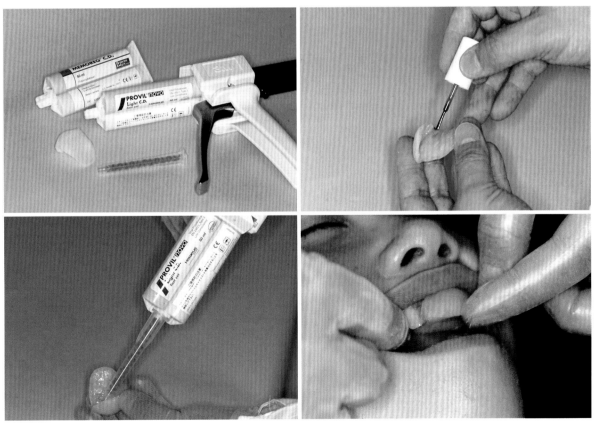

图 31 前牙咬合夹具的安装。为了在口腔内安装前牙咬合夹具，在夹具内涂布粘接剂，盛放少量硅橡胶印模材料后安装到口腔内

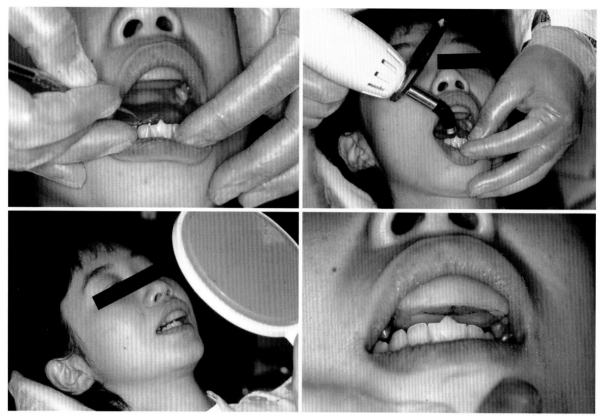

图 32　在切点部位制作哥特式弓描记用突起。在下颌中切牙中央的唇舌侧压接光固化树脂，形成尖端稍圆的突起。在光照射下制作下颌突起部位，让患者做前伸运动、左右侧方运动、开闭口运动、上下叩齿运动

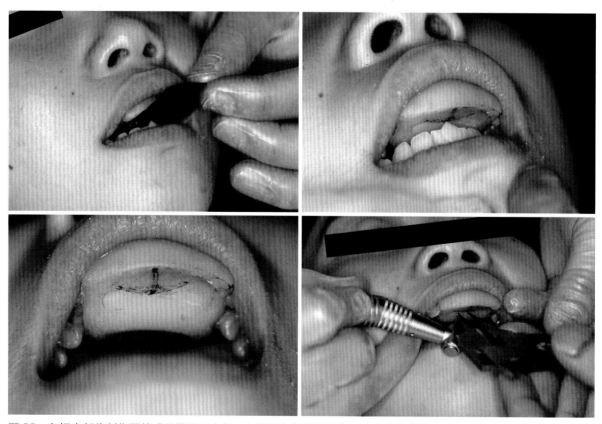

图 33　在切点部位制作哥特式弓描记用突起。上下颌之间放置咬合纸后让患者做偏离牙尖交错位运动，同时描记哥特式弓。为了获得距离尖端 5 mm 偏离牙尖交错位的咬合记录，使用球钻形成圆孔

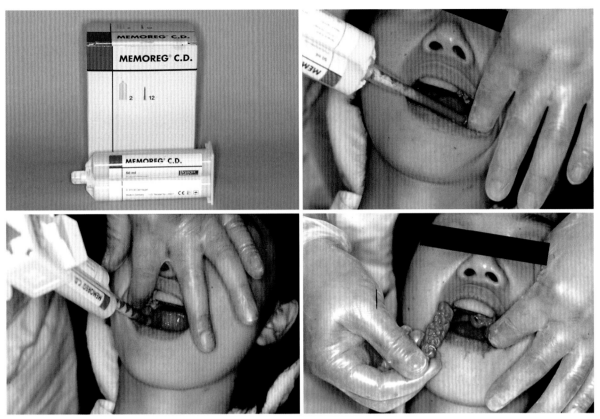

图 34　用硅橡胶获取咬合记录。在开口状态下将硅橡胶注射到下牙列的左右后牙咬合面上。让患者咬入形成的圆孔，等待硅橡胶固化

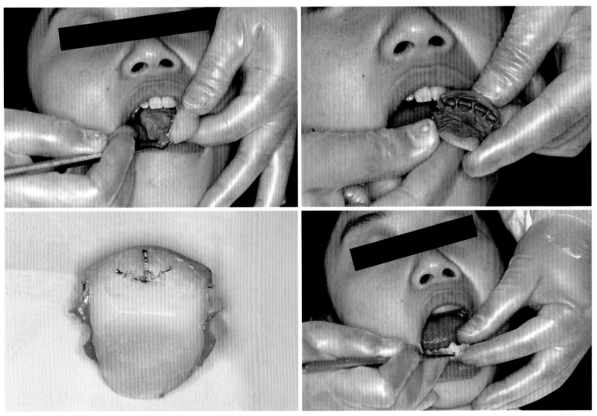

图 35　撤去前牙咬合夹具与切点突起。获得咬合记录后使用雕刻刀等取下前牙咬合夹具与描记用突起

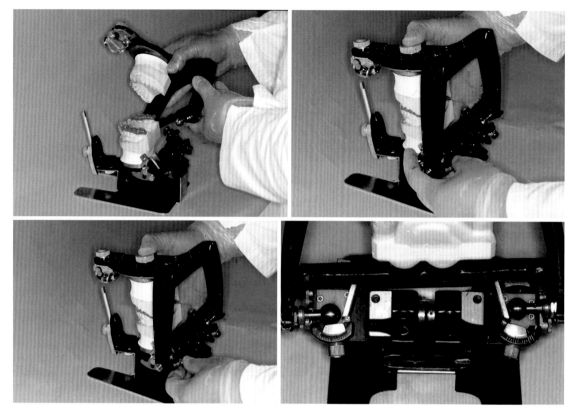

图 36 使用侧方运动咬合记录调节𬌗架髁道。按照矢状髁导斜度、非工作侧侧方髁道角、工作侧侧方髁道角的顺序调节髁道

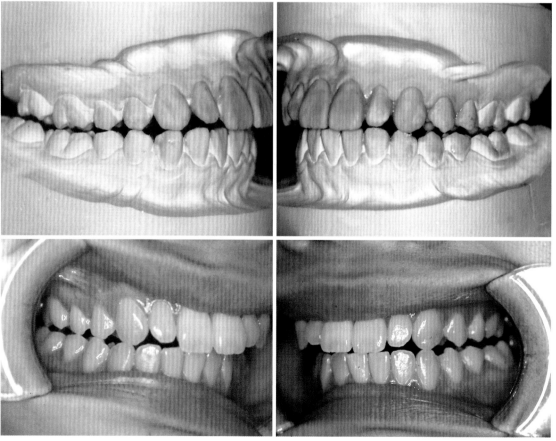

图 37 实际口腔内状态与下颌运动再现到𬌗架上左右侧方偏离牙尖交错位的上下颌模型。准确再现本来的偏离牙尖交错位运动

2-3 Dawson 双手扶持下颌法（Bilateral manipulation technique）

近年来，对于 Dawson 双手扶持下颌法有学者认为一般情况下很难准确地诱导到髁突稳定位。然而如果注意以下这些要点，那么就可以具有临床应用的可能，而且临床上对初诊时诊查及取得的颌位关系确认等是非常有效的方法。

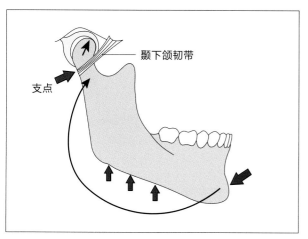

图 38　Dawson 双手扶持下颌法。要点 1：具备闭口肌矢量总和的印象

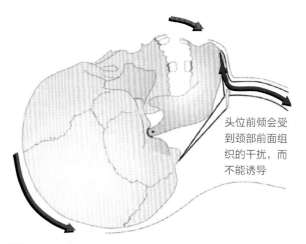

图 39　要点 2：头位后仰让舌骨上下肌群伸展

使用 Dawson 双手扶持下颌法的 11 项要点

1. 具备闭口肌矢量总和的印象。大致与咬肌浅层走行方向一致
2. 头位后仰让舌骨上下肌群伸展。如果头位前倾，就会受到颈部前面组织干扰，而不能正确诱导
3. 小指包绕下颌角，这样就可以朝着咬肌浅层走行方向大致相同的恰当方向施力
4. 在颏部正中对称放置左右大拇指把持下颌。这样就容易向左右颞下颌关节均等分配压力
5. 不要用手指捏颏部。用手指捏颏部虽然使诱导下颌变得容易，但也容易使下颌后退
6. 不要把手指放到下颌骨下缘内侧。如果把手指放到下颌内侧，就会刺激舌骨上肌群而使下颌后退
7. 牢固固定头部。把诱导基准的头颅（关节窝）牢固固定在术者左侧
8. 术者用左腕和左侧身体抱住头部的情况下容易把下颌引向右侧而发生偏位，必须十分注意
9. 闭口角度也容易使下颌偏向右侧，使用以左右髁突为中心的闭口角度诱导
10. 以下颌角对颏部 3：1 的比例施力，朝正确方向施加压力的同时抑制开口反射
11. 反复不让牙齿接触。如果有早接触，那么第 3 回就会发生明显偏移

图 40　使用 Dawson 双手扶持下颌法的 11 项要点

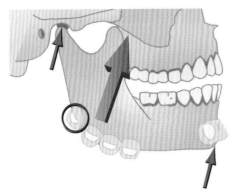

图41　要点3：小指包绕下颌角，朝恰当的方向施力

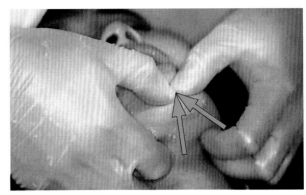

图42　要点4：在颏部正中对称放置左右大拇指把持下颌。向左右颞下颌关节均等分配压力

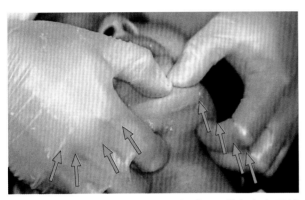

图43　要点5：不要用手指捏颏部（用手指捏颏部虽然使诱导下颌变得容易，但容易使下颌后退）。要点6：不要把手指放到下颌骨下缘内侧（不要刺激舌骨上肌群）

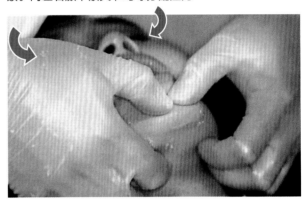

图44　要点7：牢固固定诱导基准的头部（关节窝）

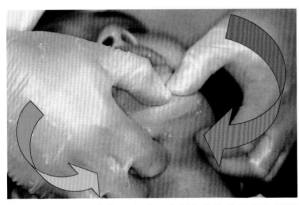

图45　要点8：术者用左腕和左侧身体抱住头部的情况下容易把下颌引向右侧而发生偏位，必须十分注意

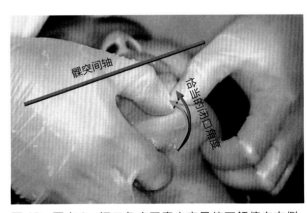

图46　要点9：闭口角度因素也容易使下颌偏向右侧。使用以联结左右髁突间轴为中心的闭口角度诱导。蓝色箭头表示容易向右偏移的闭口角度

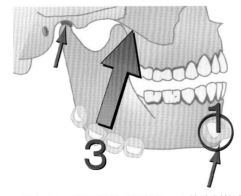

图47　要点10：以下颌角对颏部3：1的比例施力，朝正确方向施加压力的同时抑制开口反射。具备闭口肌矢量总和的印象

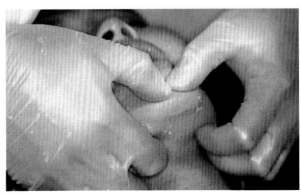

图48　要点11：反复不让牙齿接触。如果有早接触，那么第3回就会明显偏移

专 栏

哥特式弓口外描记法

　　根据哥特式弓描记装置的部位不同可分为口外描记法与口内描记法。哥特式弓的形状与大小因记录部位不同而不同，口外描记法比口内描记法变得更大。从操作性来看虽然描记的轨迹可以直视，但也有比较烦琐复杂的部分。因此日常临床口内描记法的使用频率具有压倒性的优势，非常高。以下介绍哥特式弓口外描记法的优缺点。

哥特式弓口外描记法的优缺点

优点　1. 运动轨迹可以直视

　　　2. 描记针可以变细

　　　3. 描记轨迹长

缺点　1. 装置复杂而且沉重

　　　2. 操作烦琐复杂

　　　3. 基托与蜡堤不稳定

　　　4. 尖端不明了

　　　5. 侵犯舌的空间

　　　6. 侵犯口唇闭锁，确认垂直距离困难

图 49　哥特式弓口外描记法的优缺点

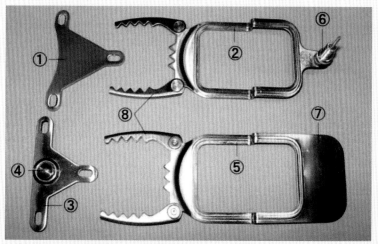

图 50　口外描记装置（咬合装置）
① 上颌中心支撑板，② 上颌描记装置，③ 下颌中心支撑板，④ 正中支撑螺丝，
⑤ 下颌描记装置，⑥ 描记针，⑦ 下颌描记板，⑧ 𬌗叉

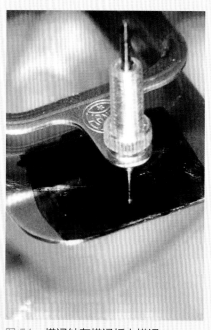

图 51　描记针在描记板上描记

三、正中关系的影响因素

以下表示患者头位与体位对正中关系的影响，另外还必须充分认识表情肌与咀嚼肌紧张的影响，这些都是确定正确水平颌位关系必须考虑的影响因素。

正中关系（髁突稳定位）稳定性的影响因素

1. 咬得太紧（如果患者咬得太紧，髁突就会向上方偏移 350 μm ± 210 μm）

2. 头位（如果患者头位后仰 30°，髁突平均向后方偏移 410 μm ± 150 μm）

3. 体位（如果患者处于水平体位，髁突向后方偏移 830 μm ± 380 μm）

4. 表情肌紧张。如果在患者口腔内放入咬合纸夹，患者就会因逃避反射等发生表情肌紧张，下颌后退。此时比髁突稳定位平均向后方偏移 480 μm。可以通过让患者口唇接触并放松以促进力的消除，防止髁突向后方偏移

5. 维持姿势相关的肌肉骨骼系统障碍（如果患者膝盖与腰存在障碍，通常头位也会后仰，髁突容易向后方偏移）

6. 换气（如果患者呼吸系统有障碍，通常头位会后仰，髁突容易向后方偏移）

图 52 正中关系（髁突稳定位）稳定性的影响因素

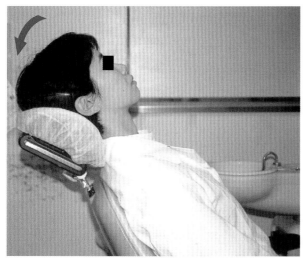

图 53　头位后仰，髁突向后方偏移

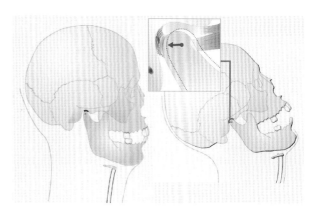

图 54　头位后仰 30°；髁突向后方偏移 410 μm ± 150 μm

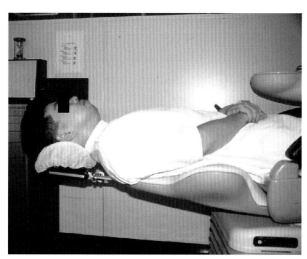

图 55　体位。患者水平位的治疗体位

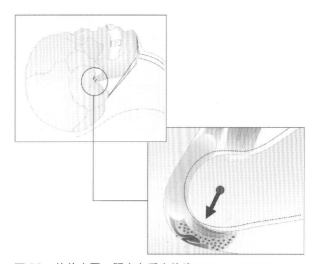

图 56　体位水平，髁突向后方偏移 830 μm ± 380 μm

水平体位下颌后退的主要原因

1. 重力方向

　　（骨、肌肉、牙齿、黏膜、皮肤、其他）

2. 舌骨上肌群张力

3. 舌骨下肌群张力

4. 颈阔肌张力

5. 皮肤张力

图 57　水平位下颌后退的主要原因

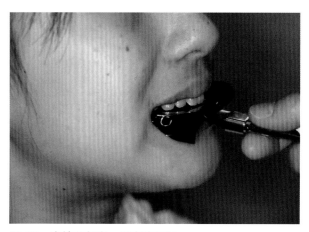

图 58　表情肌紧张，髁突位后退

四、𬌗架上牙尖交错位的再现功能

■ 牙尖交错位的再现功能

　　𬌗架的最重要功能就是牙尖交错位的再现。为了正确再现牙尖交错位，𬌗架的上颌体与下颌体必须牢固不变形，𬌗架正中锁必须坚固，正中锁处于锁死状态，并只能做单纯的开闭口运动而不发生晃动，必须具备牢固维持上下颌体间垂直距离的切导针装置，安装底盘的螺丝存在间隙，必须可以朝顺时针方向拧紧并固定。

　　检查正中锁的牢固性不是像图 59a 那样摇晃切导针，而是用两手从𬌗架后方把持下颌体的左右支柱，并向上颌体前后左右方向施加压力进行观察，这才是最正确的方法（图 59b~d）。如果牙尖交错位再现功能不充分，可以毫不夸张地讲即使是全可调𬌗架，临床上也没有使用价值。

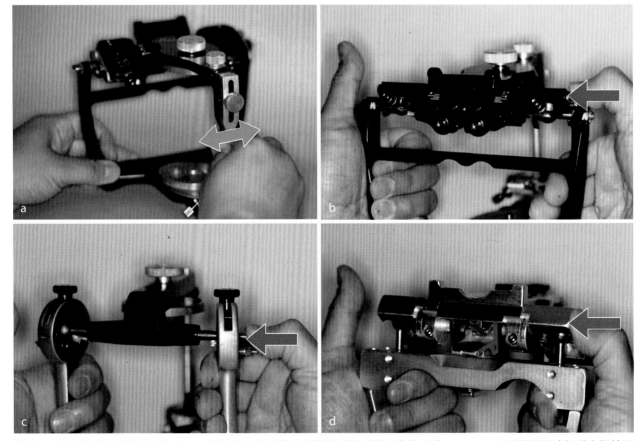

图 59　正中关系再现精度的检查。a. 摇晃切导针观察正中锁牢固性不是正确的方法。b、c、d. 用两手从𬌗架后方把持下颌体的左右支柱，并向上颌体前后左右方向施加压力观察正中锁牢固性才是最正确的方法

再现正中关系的 4 个条件

1. 上下颌体坚固不变形

2. 正中锁牢固

3. 具备切导针

4. 安装底座的间隙无影响

图 60　再现正中关系的 4 个条件

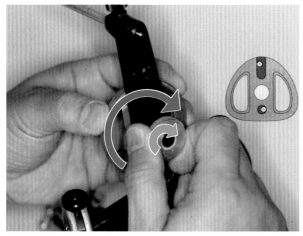

图 61　金属底盘存在 50~150 μm 的间隙。金属底座的间隙按顺时针方向拧紧螺丝并固定

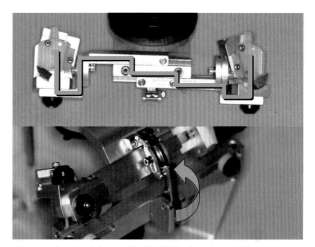

图 62　全可调𬩽架由于调节装置复杂，上下颌体容易变形。而且，正中锁不牢固，多数情况下正中关系再现精度不高

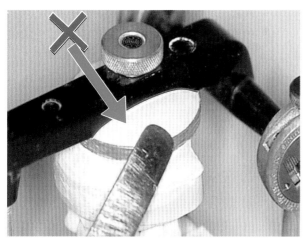

图 63　上𬩽架用石膏覆盖上颌体，再现精度降低

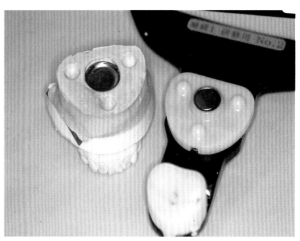

图 64　磁铁安装盘虽然有利于再现与拆卸，但是使用时容易摇晃

专 栏

咬合对口颌系统的影响及力的恰当分配

——对牙齿、牙周膜、牙槽骨、下颌骨、颞下颌关节的影响

紧咬导致髁突向上方偏移 350 μm ± 210 μm。通常对于牙齿健全的有牙颌患者，在牙尖交错位（中心咬合位）咬合时，上颌 6 颗前牙以外的牙齿功能压力几乎都沿牙轴方向传递，压力几乎分散到整个牙周膜。此时，后牙矢状"Spee 曲线"与冠状"Wilson 曲线"及"Monson 球面"等表示的咬合平面弯曲形成协调的牙冠形态、牙根形态及每颗后牙的牙轴排列，创造出理想的和谐关系。也就是说，咬合平面弯曲在咬合时维持正确的下颌位置与保护颞下颌关节的同时分别恰当地把功能压力分配到每颗后牙的整个支持组织，避免了局部机械应力集中，有效地保全了口颌系统。

另外，在覆𬌗、覆盖正常的前牙咬合时，对上颌 6 颗前牙向唇侧广泛地施加压力，牙轴向唇侧倾斜。对于这样的功能压力，为了避免前牙牙槽嵴唇侧牙颈部应力集中，通过上颌前牙牙周膜具有的压缩性、唇侧牙槽嵴的骨形变、上颌骨中缝缓冲及调节性的共同作用，实现上颌 6 颗前牙的保全。后牙具备恰当咬合支持的条件下，咬合时前牙与后牙一样，尽管与对颌牙发生咬合接触，但是咬合记录条可以无阻力抽出，同样通过这种作用在力学上对上颌 6 颗前牙起到保护作用。

就像组牙功能𬌗介绍的那样，工作侧髁突咬到最紧时的移动量比做轻咬侧方运动时工作侧髁突移动量增加 2.5 倍左右。因此，当做轻咬侧方运动时，工作侧从尖牙到第二磨牙均等诱导的组牙功能𬌗在夜磨牙时越靠近颞下颌关节的后方牙齿越会发生较大且明显的摇动。因此，最后方牙齿最早牙尖破碎的上下颌第二磨牙颊尖的力学负荷明显加大。其中由于下颌颊尖是功能尖，增大的负荷可以比较广泛地分散到支持组织，所以多数情况下不会达到冠折与咬合创伤等导致牙周组织破坏的程度。相反，上颌颊尖是非功能尖，增大的负荷集中到颊侧，容易导致冠折与牙周组织破坏。

在诊断模型上𬌗架进行咬合诊断与在工作模型上制作修复体的情况下，一旦大张口，下颌骨就会变形，根据不同病例，牙弓最好比大张口窄 1 mm 以上。因此，尽可能在开口的状态下取印模，这是基本要求，必须引起足够注意。

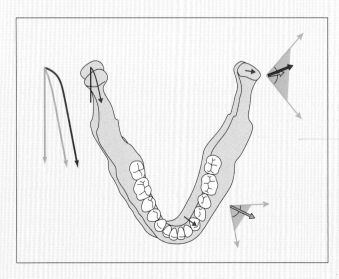

图 1　咬到最紧并进行侧方运动，工作侧髁突移动量大约增加 2.5 倍

一、有牙颌咬合接触点的设定

小出馨，星久雄，崎田龙仁

二、活动义齿咬合模式的设定

宫本绩辅，小野寺保夫，海老原宽子，福田博规

专栏：Kennedy 分类与 Eichner 分类

松本彻

一、有牙颌咬合接触点的设定

有牙颌牙尖交错位（中心咬合位）的咬合接触点设定

有牙颌牙尖交错位的咬合接触关系是功能牙尖顶被对颌牙3个咬合接触点环抱形成基本的3点接触，这样可以获得稳定的咬合与下颌位置的维持。3点接触有牙尖对边缘嵴关系（cusp to ridge）与牙尖对窝关系（cusp to fossa）。

咬合7要素
1. 牙尖交错位的位置
2. 牙尖交错位的接触关系
3. 牙尖交错位的稳定性
4. 偏离牙尖交错位的诱导部位
5. 偏离牙尖交错位的诱导方向
6. 咬合平面的位置
7. 咬合平面的曲度

图1　咬合7要素 -2——牙尖交错位的接触关系

1-1　牙尖对边缘嵴关系
1-2　牙尖对窝关系

牙尖对边缘嵴的关系（牙尖对外展隙的关系）	牙尖对窝的关系
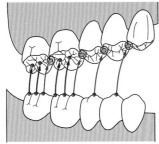 上颌功能尖嵌合到下颌全部远中边缘嵴的4个部位	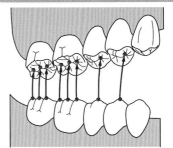 下颌8个功能尖全部嵌合到上颌窝
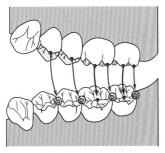 下颌功能尖嵌合到上颌全部近中边缘嵴的4个部位	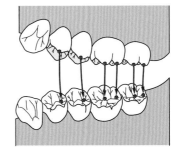 上颌6个功能尖全部嵌合到下颌窝
上颌近中与下颌远中边缘嵴各自有4处与相对应同名牙功能尖嵌合 替换到恒牙列的过程中有利于完成正常牙列	下颌8个、上颌6个全部功能牙尖与相对同名牙咬合面窝嵌合 有利于功能压力沿牙轴方向传递及抑制食物压入牙齿之间

图2　牙尖对边缘嵴、牙尖对窝的关系

1. 牙尖对边缘嵴关系（牙尖对外展隙关系）

上颌近中与下颌远中边缘嵴各自有 4 处与相对应同名牙功能尖形成嵌合的咬合接触关系。在替牙期，即使出现恒牙迟萌、错位萌出及某种程度的牙轴倾斜，也仍然有利于正常牙列的完成。因为这适合于一牙对两牙的咬合接触关系，以及天然牙邻面接触部位丰满度在正常状态下可以容纳上下牙列嵌合的情况。然而，这种一牙对两牙的咬合接触关系不利于功能压力沿牙轴方向传递，很容易给牙齿施加侧向压力。另外，如果邻面接触部位太丰满，咬合压力变大就容易造成食物嵌塞，不利于牙周组织的健康。

2. 牙尖对窝关系

牙尖对窝的关系是下颌 8 个、上颌 6 个全部功能牙尖与相对同名牙咬合面窝形成嵌合的咬合接触关系。天然牙列几乎难以见到，在替牙期，一旦出现恒牙迟萌、错位萌出等情况时，完成正常一牙对一牙的咬合接触关系就非常困难。一旦给发育完成的牙列进行牙冠修复时选择了这种尖对窝的关系，那一定是非常有利的咬合接触关系。因为一牙对一牙的咬合接触关系有利于功能压力沿牙轴方向传递，也不容易将食物压入牙齿之间。另外，由于这种牙列组成的咬合压力变小，可以进一步抑制食物嵌塞，有利于牙周组织健康。

因此，咬合重建时最好呈现更有利的牙尖对窝 3 点接触组成要素。临床上用牙尖对窝的咬合接触关系构建实际的牙尖交错位（中心咬合位）时首先形成真正的平衡，这一点非常重要。这样在保护颞下颌关节的同时可以明确牙尖交错位前后位置的定位。另外，用 3 点包绕对颌牙功能尖在三维空间构建稳定的牙尖交错位。咬合接触点设定位置上下颌都尽可能接近中央沟窝，3 点的上下位置无论如何都要大致等高。只有这样才能使咬合力沿正确的牙轴方向传递，才能设定恰当的咬合分离量，进而提高食物溢出效率，最终实现难以发生牙尖干扰的稳定牙列结构。

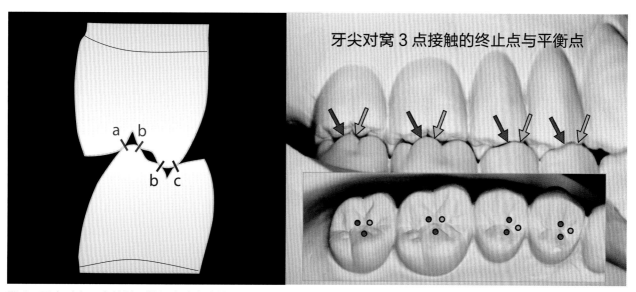

图 3　牙尖对窝 3 点接触。接近中央沟窝位置以 3 点环抱对颌牙功能牙尖，在三维空间形成稳定的牙尖交错位。结果 3 个咬合接触点的上下位置无论如何都大致相同

二、活动义齿咬合模式的设定

　　修复治疗原则是实现保全残留组织并提高功能恢复率。因此，修复体形成的咬合模式不仅要有利于实现与身体相协调，而且治疗成功的关键是选择的咬合模式尽可能恰当分配功能压力到支持牙列的各余留组织。全口义齿形成的咬合接触模式从历史演变过程来看依次经过以下变迁，即单侧平衡𬌗到 Gysi（1929 年）开发的上下颌人工牙两面均衡接触的完全平衡𬌗、Payne（1941 年）的改进装置舌侧咬合（Modified set-up）、Gerber（1960 年）的减轻咬合（Reduced occlusion）及 Pound（1970 年）的舌侧集中𬌗（Lingualized Occlusion）。近年来不限定为 Pound 咬合模式，而是作为舌侧化咬合的总称使用舌侧集中𬌗这个应用广泛的概念。关于这种咬合模式近年来被很多研究机构进行了大量详细的比较研究，结果明确显示舌侧集中𬌗在义齿稳定性与食物粉碎能力等功能方面远远优于完全平衡𬌗。

　　临床上有利的舌侧集中𬌗的组成是牙尖交错位上颌后牙舌尖与下颌后牙咬合面形成一牙对一牙的咬合接触关系，这种咬合模式确立了明确的正中止，而且偏离正中颌位时保持较广范围的双侧平衡。

　　舌侧集中𬌗与完全平衡𬌗相比具有咬合接触面积小、食物溢出效率高的特征。因此，舌侧集中𬌗的食物粉碎能力大约是完全平衡𬌗的 2 倍，如果用刀刃状形态的人工牙形成舌侧集中𬌗，食物粉碎能力就大约是完全平衡𬌗的 3 倍，可以食用的食品范围大幅度扩大。

2-1　完全平衡𬌗
2-2　舌侧集中𬌗

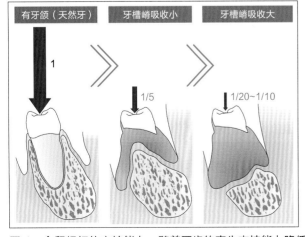

图 4　余留组织的支持能力，随着牙齿的丧失支持能力降低

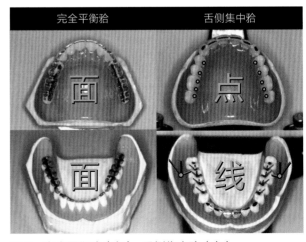

图 5　完全平衡𬌗（左）、舌侧集中𬌗（右）

　　无论是根据患者的主观评价，还是根据粉碎食物实验的客观结果，舌侧集中殆都是构成活动义齿的最佳咬合模式。完全平衡殆即使与有牙颌牙尖对窝关系尖牙诱导的平均牙列相比，虽然粉碎相同的食物，但咬合面承载的食物越多、必需的力也就越大，进而会明显造成义齿出现较大的动摇。

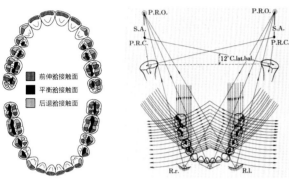

图 6　Gysi 完全平衡殆

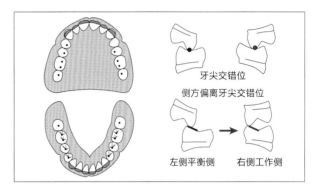

图 7　舌侧集中殆

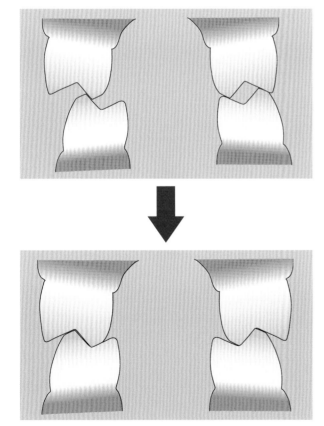

图 8，图 9　完全平衡殆的两侧平衡

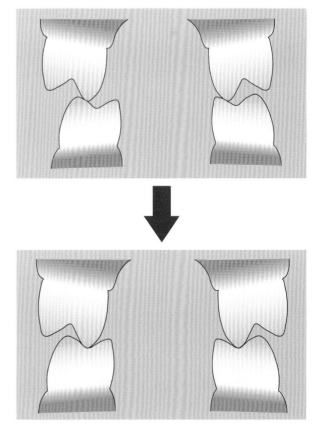

图 10，图 11　舌侧集中殆的两侧平衡

97

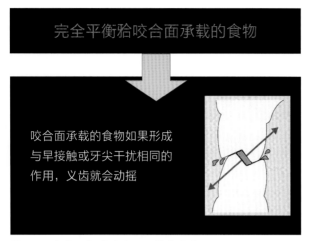

图 12　完全平衡𬌗咬合面承载的食物

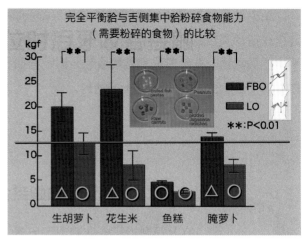

图 13　完全平衡𬌗与舌侧集中𬌗粉碎食物需要的力

试验者按照日常饮食生活习惯对咀嚼的主观评价

（项目）	完全平衡𬌗						舌侧集中𬌗					
	a	b	c	d	e	f	a	b	c	d	e	f
咀嚼容易程度	—	—	—	—	—	—	○	○	○	○	○	○
口味	—	—	—	—	—	—	○	○	○	○	○	○

○ 更容易食用，口味更好

图 14　容易食用程度与口味的比较。6 名受试者经过 3 年的配合研究发现，按照日常饮食生活习惯，舌侧集中𬌗比完全平衡𬌗更容易咀嚼，而且正常饮食时口味更好

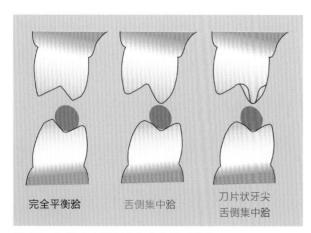

图 15　各种咬合面形态的食物粉碎能力

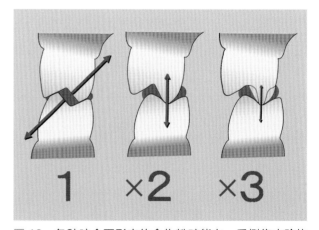

图 16　各种咬合面形态的食物粉碎能力。舌侧集中𬌗的特点是在实现咬合压力舌侧集中的同时降低咬合接触面积，提高食物溢出效率

e-Ha 概要

近年来，患者在对活动义齿修复治疗的美学效果与功能要求不断提高的同时，进一步强烈要求修复治疗内容多样化与治疗标准高度化。据此活动义齿使用的人工牙从功能性、美学性、操作性、持久性、经济性 5 个方面来看必须按照临床要求进行重建。本部分介绍以 28 年一系列研究获得的见解为基础开发的"e-Ha 系列"e-Ha8、e-HaQ Quattro Blade 与 BioLingua。

1．"e-Ha 系列"概要

"e-Ha 系列"是根据纳米技术新开发的划时代硬质树脂人工牙的综合系列。此系列在探究色调再现性、耐着色性、耐磨耗性的同时，对制作时树脂充填开发了新的注射成型法，通过这种方法使人工牙实现了至今为止不可能完成的特殊 3 层构造的分层塑造，而且还成功实现了与天然牙邻面釉质层极其相似的自然色调再现，这在过去是遥不可及的。

2．后牙人工牙

1）e-Ha8 后牙

"e-Ha8 后牙"（图 18）由于人工牙颊舌径和近远中径的宽度比与解剖学比例一致，因此应用于局部活动义齿时与邻接的余留牙颊舌径宽度相匹配，容易实现与舌及颊黏膜的协调。为了能够设定与邻接余留牙上下协调的颊侧牙颈线位置与形态，使颊侧形成可调的边缘。

另外，根据缺损部位现有牙槽嵴的状态，必须调整磨除人工牙组织面与颊侧基底部的情况下确实可以简单地进行调整并形成比较匹配的形态。

2）e-HaQ Quattro Blade

"e-HaQ Quattro Blade"（图 19）是将适合两侧平衡型舌侧集中𬌗的 4 颗牙连接在一起的硬质树脂牙。上颌第一前磨牙到第二磨牙的 4 颗牙舌尖由于形成了被各种数据印证的恰当刀刃状形态，所以可以咀嚼的食物范围大幅度增加。患者营养平衡与精神满足度及义齿稳定性与减轻牙槽嵴负担的任何方面有效性都比较高。

"e-HaQ Quattro Blade"的 4 颗后牙按照事先设定的角度连接而成，无论是谁都可以快速准确地构建活动义齿两侧平衡型舌侧集中𬌗，并且远比传统方法简单方便。另外，根据牙齿定位，即使初学者也可以方便地进行正确的嵌合与滑移间隙的设定。

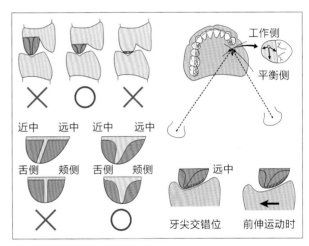

图 17 刀刃状牙尖的设定条件

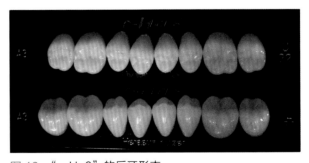

图 18 "e-Ha8"的后牙形态

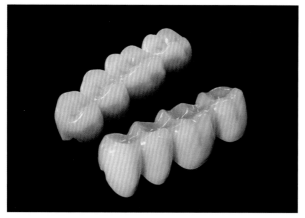

图 19　e-HaQ Quattro Blade

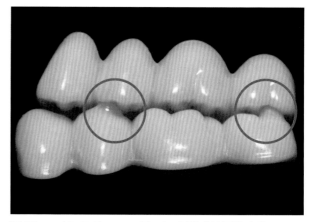

图 20　e-HaQ Quattro Blade 上形成的牙齿定位

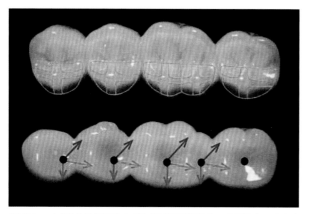

图 21　上颌人工牙舌尖形成刀刃状形态，下颌人工牙咬合面形成与下颌运动相协调的形态

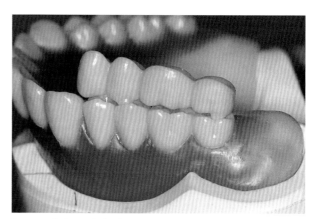

图 22　根据牙齿定位与 4 颗牙连接在一起可以快速地进行人工牙排列

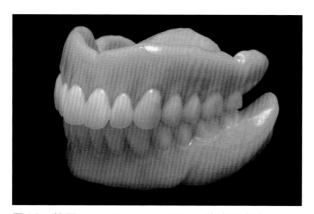

图 23　使用 e-HaQ Quattro Blade 的全口义齿。人工后牙根据颊侧近远中线角的设定与牙颈部外展隙的色调技巧可以看出每一颗牙的分离

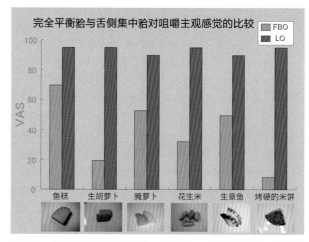

图 24　无论是怎样的食品，舌侧集中𬌗都比完全平衡𬌗实际咀嚼时的满足感高

3. BioLingua

舌侧集中𬌗用 BioLingua（图25，图26）与 e-HaQ Quattro Blade 不同，是没有连接的人工后牙。以咬合模式比较研究的结果为基础重视功能而开发，美学效果优越，应用范围广泛。其特征有：上颌舌尖虽然不是刀刃状形态，但是与通常解剖学人工牙相比粉碎食物的能力明显更强，虽然是硬质树脂，但是釉质层能与基托树脂形成牢固的化学结合。

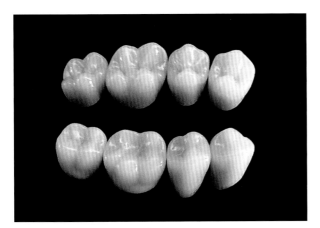

图25 舌侧集中𬌗用硬质树脂牙 BioLingua

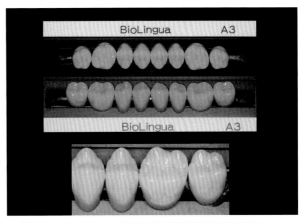

图26 BioLingua 具有食物粉碎能力强的舌尖

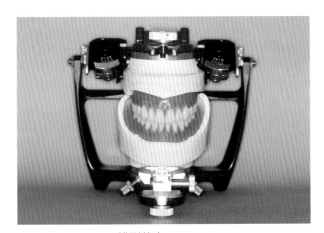

图27 BioLingua 排列状态

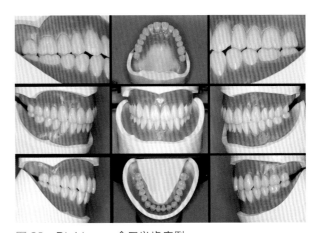

图28 BioLingua 全口义齿病例

2-3 单侧平衡𬌗无牙尖（0°）人工牙

单侧平衡𬌗是由无牙尖（0°）人工牙构成的，不能防止 Christensen 现象，粉碎食物的能力也较低。由于牙尖交错位不稳定，所以一旦咬合，下颌就容易发生前后左右偏移，导致义齿不稳定。咀嚼时由于下颌运动导致人工牙咬合边缘角部位磨损，结果对义齿形成较大的推进力，容易引起牙槽嵴吸收。如果通过平衡斜面形成咬合平衡，就可以防止 Christensen 现象，下颌运动也就不会导致人工牙咬合边缘角部位磨损，咀嚼食物就变得困难。

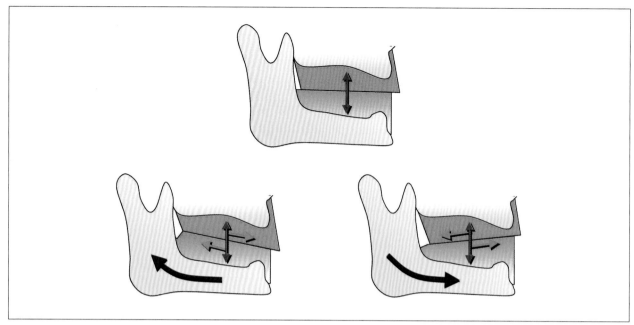

图 29　单侧平衡的咬合模式。一旦咬合，上下颌义齿就会通过咬合平面倾斜发生前后偏移

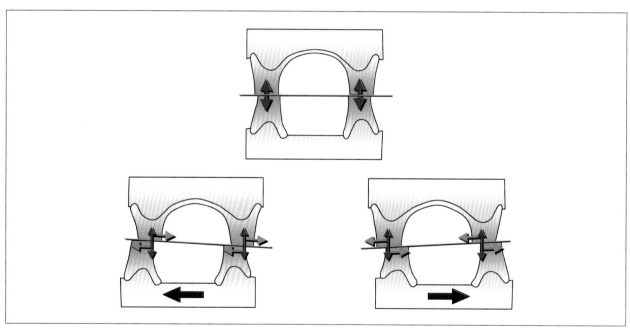

图 30　单侧平衡𬌗一旦咬合就会出现与前后偏移相同的左右偏移

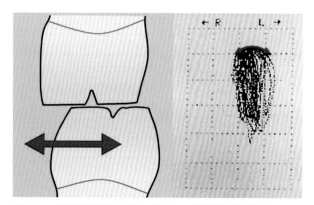

图 31　单侧平衡𬌗无牙尖（0°）人工牙的咀嚼模式

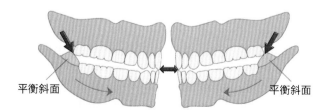

图 32　平衡斜面形成无牙尖（0°）人工牙，3 点咬合接触阻碍了上下后牙相互摩擦，虽然增加了义齿稳定性，但是咀嚼效率进一步降低

平衡斜面　　　　　　　平衡斜面

2-4 交叉咬合

完全平衡殆的后牙排列基准是牙槽嵴顶连线法则，但是以此基准定位牙列舌侧，颊侧就容易储留食物残渣。这种情况有时还会妨碍舌的活动空间而出现不舒适的感觉。牙槽嵴继续吸收且牙槽嵴顶连线与咬合平面所成角的角度在 80° 以下时，推荐完全平衡殆排列成交叉咬合。但是，交叉咬合排列不仅妨碍舌的活动空间以及使食物掉进舌下部，而且完全平衡殆特征的面接触仍然可以使食物向咬合面承载而导致义齿不稳定。

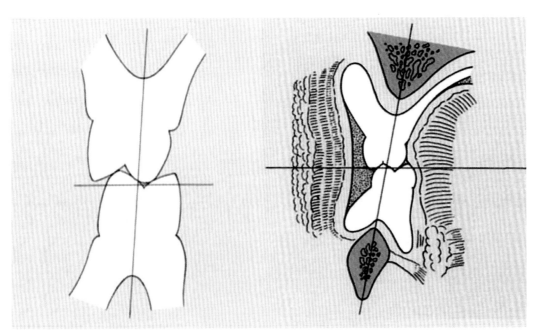

图 33 依据牙槽嵴顶连线法则，牙列定位于舌侧，颊侧储留食物残渣

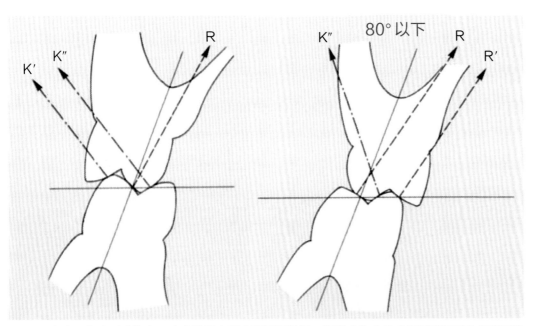

图 34 完全平衡殆形成的交叉咬合排列由于上下两面接触，所以食物向咬合面承载而导致义齿不稳定。另外妨碍舌的活动空间，食物也容易掉进舌下部

Kennedy 分类与 Eichner 分类

在设计可摘局部义齿病例时必须充分认识余留牙与缺损部位牙槽嵴黏膜支持能力的差异。

这里使用容易掌握缺损形态概念的 Kennedy 分类与表示上下颌余留牙咬合支持区域的 Eichner 分类，进行设计时基本信息整理。Eichner 分类近年来在冠桥固定修复病例中经常使用。

1. Kennedy 分类

第一类：两侧游离端牙缺失 第一亚类：增加一个中间牙缺失部位 第二亚类：增加两个中间牙缺失部位 （依次随中间缺失部位的增加分别为第三、第四亚类等）	第二类：单侧游离端牙缺失 （存在与第一类同样的亚类） 第三类：单侧中间牙缺失 （其他部位每增加一个牙缺失部位就增加一个亚类） 第四类：跨两侧仅一个中间部位牙缺失

图 1　Kennedy 分类

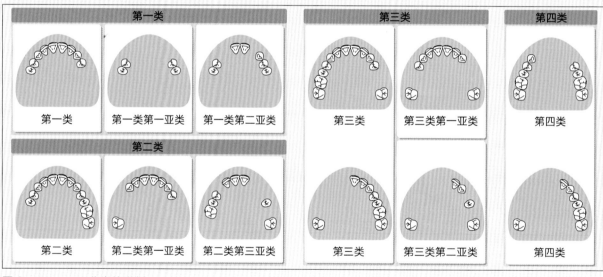

图 2　Kennedy 分类的举例

2. Eichner 分类

A：4 个咬合支持区域全部存在 　A1：仅冠修复 　A2：上下颌仅单颌有牙齿缺失 　A3：上下颌都有牙齿缺失 B：咬合支持区域减少 　B1：存在 3 个支持区域 　B2：存在 2 个支持区域	B3：存在 1 个支持区域 B4：无支持区域（仅前牙有咬合接触） C：无咬合支持区域 　C1：上下颌有余留牙（咬合偏移） 　C2：上下颌单颌为无牙颌 　C3：上下颌都是无牙颌

图 3　Eichner 分类

A：4 个咬合支持区域全部存在

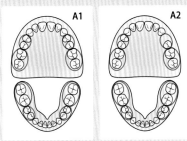 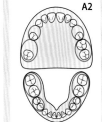 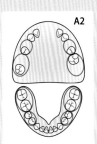 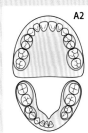 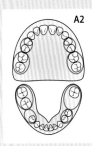

A1：上下颌无牙齿缺失（包含冠桥支持）
A2：上下颌仅单颌有牙齿缺失

B：咬合支持区域减少

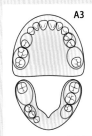 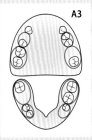 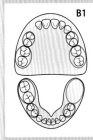 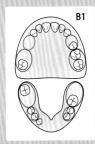 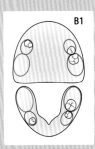

A3：上下颌都有牙齿缺失

B1：存在 3 个支持区域（减少 1 个支持区域）

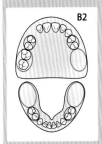 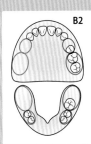 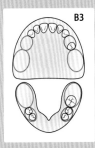 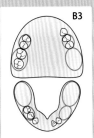 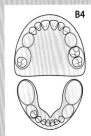 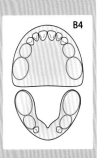

B2：存在 2 个支持区域（减少 2 个支持区域）
B3：存在 1 个支持区域（减少 3 个支持区域）
B4：后牙无咬合支持区域，仅前牙有咬合接触（4 个支持区域都不存在）

C：无咬合支持区域

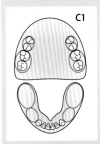 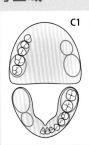 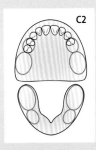 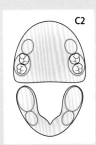 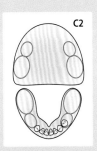 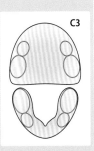

C1：上下颌有余留牙（咬合偏移）
C2：上下颌单颌为无牙颌
C3：上下颌都是无牙颌

图 4 Eichner 分类的例子

第八部分 | **咬合 7 要素 -3——牙尖交错位的稳定性**

一、检查稳定性的各种方法

水桥史，松岛正和，森野隆

一、检查稳定性的各种方法

牙尖交错位的稳定性

　　牙尖交错位的稳定性是指无早接触等稳定咬合接触关系，以评价是否形成牙尖交错位。评价稳定性的方法有计算机解析装置分析法、咬合纸检查法、触诊检查法及诊断模型在𬌗架上检查。然而，计算机解析装置不适合详细的咬合构成。咬合纸检查最好使用厚度为 10 μm 左右的咬合纸，而且检查时必须考虑表情肌逃避反射的影响。触诊法必须考虑不同牙齿承受功能压力的方向、牙周膜的伸缩性、牙槽嵴形变及腭中缝的缓冲特点。对于诊断模型上𬌗架的评价方法，如果𬌗架不具备工作侧侧方髁道角调节装置，就不能正确进行侧方偏离牙尖交错位的咬合检查。

咬合 7 要素
1. 牙尖交错位的位置
2. 牙尖交错位的接触关系
3. 牙尖交错位的稳定性
4. 偏离牙尖交错位的诱导部位
5. 偏离牙尖交错位的诱导方向
6. 咬合平面的位置
7. 咬合平面的曲度

图 1　咬合 7 要素 −3——牙尖交错位的稳定性

牙尖交错位稳定性的检查方法
1. 计算机解析
2. 咬合纸法
3. 触诊法
4. 模型诊断法

图 2　牙尖交错位的稳定性检查

1. 使用计算机解析装置分析稳定性

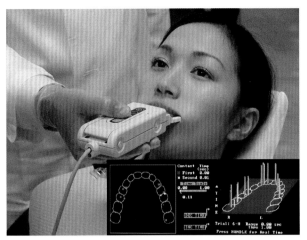

图 3　T-Scan Ⅱ 系统。可以评价咬合接触的部位、强度及时期

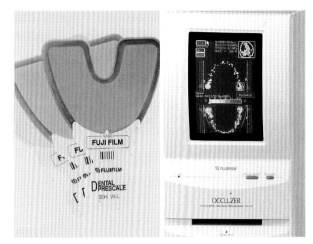

图 4　Dental Prescale Occlusion 系统。可以定量评价咬合接触点的分布、咬合接触面积、咬合力等

2. 使用咬合纸检查稳定性

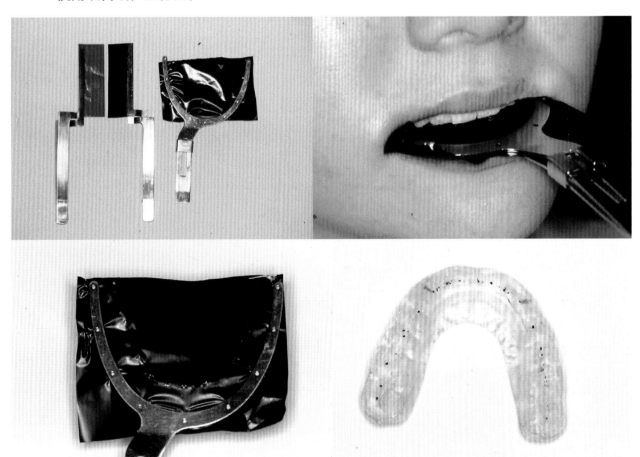

图 5　左右侧使用直形咬合纸夹容易使患者出现逃避反射。使用左右刺激均等的马蹄形咬合纸夹与厚度为 10 μm 左右的咬合纸（Hanel-Foil 系列）。同时进行抽出试验评价咬合纸印记的抽出状况

表情肌逃避反射

为了获得恰当的髁突稳定位（正中关系），不仅要控制开口肌与闭口肌，还必须控制表情肌的活动。虽然表情肌很少直接附着于下颌骨，但是所有表情肌的协同作用可以把下颌牵向后方。并且，这种情况在日常临床进行咬合检查与咬合调整等过程中，人体会对放入口腔内咬合纸夹的刺激产生逃避反射。通常咬合纸夹放入口腔内时身体通过表情肌活动把口角向后方牵引，这种情况下即使头位为自然状态，髁突位置也会平均向后方偏移约 480μm。实际临床上首先必须充分认识到表情肌影响也与体位与头位一样，绝不能被忽视。

日常临床应对表情肌逃避反射，术者为了让口唇到口角周围不要紧张，只有鼓励患者尽可能放松才能避免。也就是说，术者如果认真仔细地反复确认这种生理现象，就可以简单地恰当应对，结果就可以确切避免髁突移位而产生的重大临床问题。

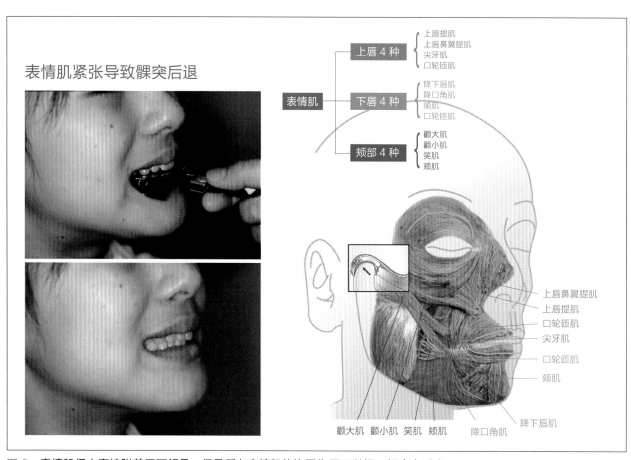

图 6　表情肌很少直接附着于下颌骨，但是所有表情肌的协同作用可以把下颌牵向后方

使用咬合纸检查咬合时的注意事项

1. 咬合纸夹一旦放入口腔内，表情肌就会因逃避反射等动作而紧张，结果导致下颌后退

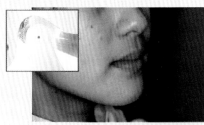

2. 此时髁突向后方偏移量平均为 480 μm

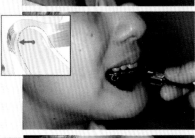

3. 触碰到口唇时鼓励患者放松就可以防止后方偏移

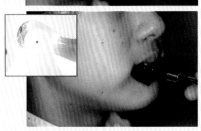

图 7　使用咬合纸检查咬合时的注意事项。实际临床中不能忽视表情肌的影响

3. 使用触诊法检查稳定性

在手指指腹接触上牙列唇颊面的状态下让患者上下牙咬合，触诊牙齿振动状况。

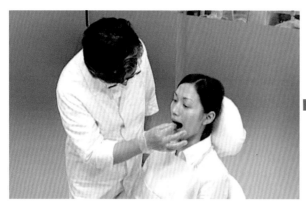

图8 自然头位，让患者张口，术者将惯用手的拇指与示指一起放入口腔内

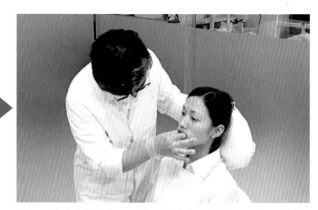

图9 让患者轻轻闭口，此时拇指与示指与后牙颊面接触，一边让患者不断咬合上下牙，一边依次向前牙移动触诊部位。通过此方法触知传导到牙面的干扰

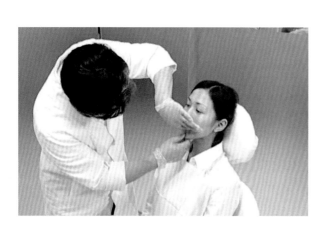

图10 或者把右手相对的左手拇指与示指放在后牙部位，用与前面相同的方法让患者不断咬合上下牙，依次向前牙移动并触知干扰。但是，术者必须把右手放在患者颊部，一边指示患者不断咬合上下牙时的开口度，一边触知记忆印迹构建的下颌微弱偏移等。注意绝不是诱导下颌

4. 使用模型诊断法检查稳定性

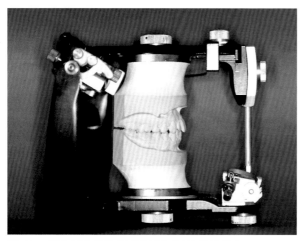

图11 以自然头位为基准进行面弓转移的状态

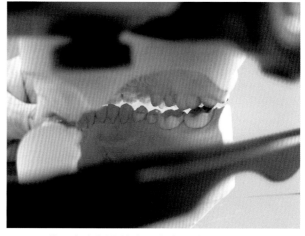

图12 使用左右侧方偏离牙尖交错位的咬合记录调节髁道并进行恰当的咬合诊断，结果就可以准确发现牙尖干扰等

第九部分 | **咬合 7 要素 −4 ——偏离牙尖交错位的诱导部位**

一、有牙颌前牙诱导部位与设定基准

小出馨，星久雄，渡边正宣，吉泽和之

二、有牙颌侧方偏离牙尖交错位时后牙咬合接触的诊断基准

小出馨，佐藤利英，松岛正和

三、活动义齿前牙诱导部位与设定基准

八子诚一郎，海老原宽子，福田博规

专栏：Hanau quint 咬合平衡的咬合 5 要素

近藤敦子，大林势津子

一、有牙颌前牙诱导部位与设定基准

下颌运动诱导由位于后方的后方诱导与位于前方的前方诱导组成。后方诱导是左右颞下颌关节的诱导，前方诱导是上下牙列的诱导。

前方诱导设定原则是根据保全残存组织的观点实现力的恰当调控，让力的负载均等分配，而不是集中到口颌系统的某个局部。也就是说，最好让力的负载均等地分配到左右颞下颌关节与咀嚼肌，而不要集中到诱导部位。

在有牙颌通过前方余留牙形成诱导的情况下，尽可能让诱导接近于正中的位置，这有利于形成前伸运动的切牙诱导与侧方运动的尖牙诱导。

在无牙颌病例全口义齿修复的情况下，为了实现牙列稳定，必须防止 Christensen 现象而避免义齿翻转，原则上优先考虑牙列稳定而形成平衡拾（两侧拾平衡）。也就是说，全口义齿前方诱导必须完成上下颌牙列的整体诱导。另外，在无牙颌病例全口通过种植体固定桥修复的情况下，必须应对无牙周膜的状况，基本原则与前面介绍的有牙颌前方余留牙诱导模式一样设定前方诱导。

有牙颌前方诱导的设定基准

有牙颌前方诱导首先是牙尖交错位（中心咬合位）时，上颌前牙用平缓的舌面接触下颌前牙的切端，以此设定上下前牙全部牙周膜分散功能压力。

一旦患者张口到最大，颞下颌关节关节盘后部的双板层静脉丛不发生充血瞬时排出，鼓室的中耳与内耳作为有效的减震器就发挥了缓冲作用。因此，有牙颌切牙前方诱导的设定最好从牙尖交错位向前形成 300 μm 自由域，这样可以避免快速闭口时切牙与很陡的斜面发生撞击。也就是说，咬合重建时牙尖交错位上前牙舌面以平缓的斜

咬合 7 要素

1. 牙尖交错位的位置
2. 牙尖交错位的接触关系
3. 牙尖交错位的稳定性
4. 偏离牙尖交错位的诱导部位
5. 偏离牙尖交错位的诱导方向
6. 咬合平面的位置
7. 咬合平面的曲度

图 1 咬合 7 要素 –4——偏离牙尖交错位的诱导部位

面接触下前牙切端，从其位置向前形成 300 μm 的自由域。随后以矢状髁导斜度相同
的角度向前诱导 2.0~2.5 mm。即使以矢状髁导斜度相同的较平缓角度，难以发生咬合
分离的前磨牙也能充分分离，有利于保护功能面与实现力的调控。

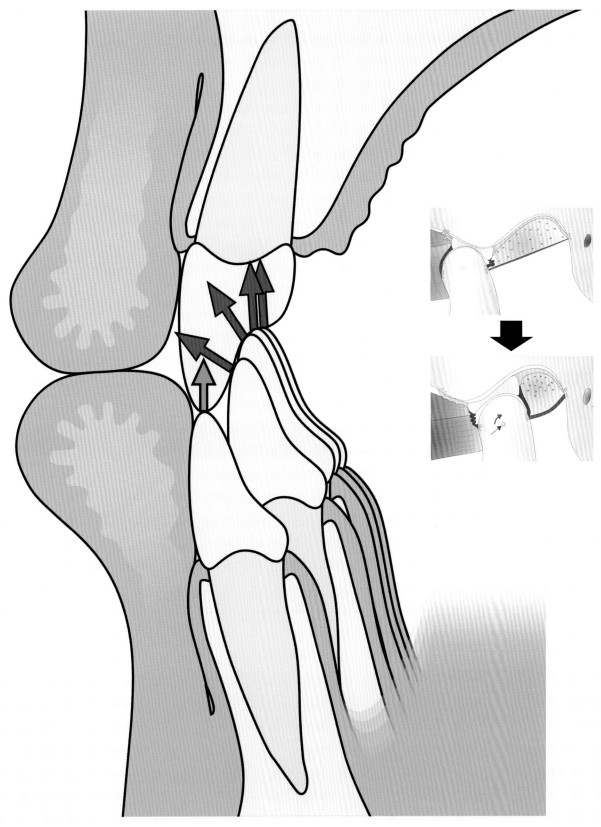

图 2　有牙颌前方诱导的设定基准

有牙颌切牙前方诱导的设定

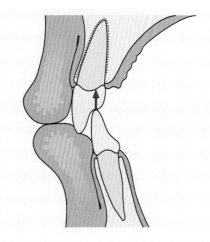

图 3　力沿上前牙牙轴方向传递的牙尖交错位咬合接触。用平缓的斜面接住

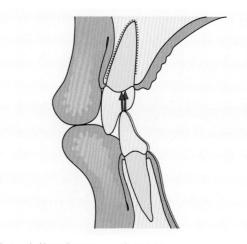

图 4　向前形成 300 μm 的自由域

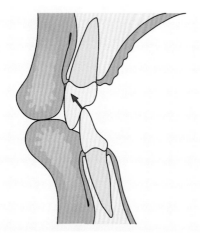

图 5　用矢状髁导斜度相同的角度向前诱导 2.0～2.5 mm

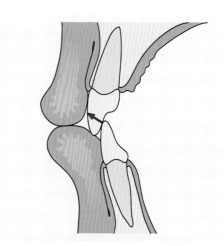

图 6　分两步诱导到切端咬合位

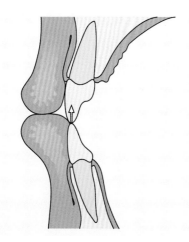

图 7　分两步诱导到与口唇等相协调的位置

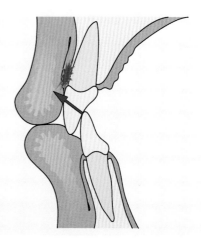

图 8　牙尖交错位如果以较陡斜面形成咬合接触，通常上前牙牙槽骨唇侧牙槽边缘就会形成应力集中

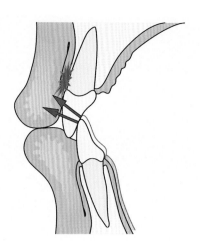

图 9　大张口后快速闭口时由于向前无 300 μm 左右缓冲范围的撞击，应力进一步加大

　　然后，分两步诱导至与口唇等相协调的位置并且抵达切端咬合位。这种上前牙切缘位置是与口唇支撑要素和功能性下唇闭锁轨迹相协调的功能位置，进一步说明此位置决定于微笑时下唇表示的笑线相对应的美学位置关系，而且为了确保切端恰当的厚度分两步诱导。

　　牙尖交错位到前牙切端咬合位的矢状切道斜度平均值比矢状髁导斜度增加了 10° 或 20%，一直以来都是前方诱导的设定基准。然而，这毕竟是矢状切道总的平均值，在实际临床中未必会成为重建前方诱导的基准。

　　另外，中切牙的覆𬌗是到切端咬合位的前方诱导，为了使后牙形成恰当的后牙咬合分离，设定范围为 3.0~5.0 mm。可是在实际临床中，这种上前牙切缘位置就像前面介绍的那样主要决定于口唇、美学效果及功能性的要素。

通常有牙颌的前方诱导

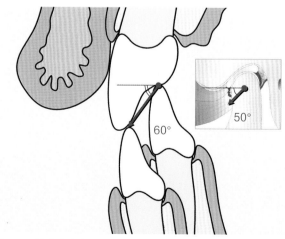

图 10　总的矢状切道斜度的平均值比矢状髁导斜度增加了 10° 或 20%，然而这毕竟是矢状切道总的平均值，在实际临床中未必成为重建前方诱导的基准

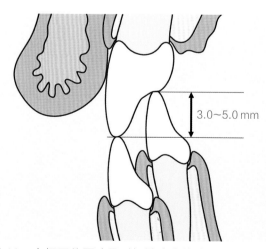

图 11　中切牙的覆𬌗是到切端咬合位的前方诱导，为了使后牙形成恰当的后牙咬合分离，设定范围为 3.0~5.0 mm。可是，在实际临床中这种上前牙切缘位置就像前面介绍的那样决定于口唇、美学效果及功能性的要素

与牙列和口唇协调的前方诱导

牙列和口唇必须与美学效果和功能性两方面都协调。与上唇美学效果协调是从上唇线向下，上前牙牙冠唇面露出的长度越向前方牙齿越长，作为露出量的参考比例，设定尖牙：侧切牙与侧切牙：中切牙的日本比为 1：1.414，黄金分割比为 1：1.618。这些比例无论是谁都会感到很舒服，而且是具有安全感的协调比例。在实际临床中把这个比例简约为 1：1.5 并准确地应用于治疗比较合理，一定不能忽视这个基准。

上前牙切缘和牙尖的连线叫作笑线，这条笑线与下唇的协调就是与下唇微笑线平行，结果就可以出现与上唇线约 1：1.5 的美学比。

牙列和口唇相关联的功能问题是实现口唇支撑与功能性下唇闭锁轨迹相协调。通过设定与前牙形态协调的前后上下位置、牙轴及恰当的覆𬌗覆盖，可以重建与患者恰当的功能性下唇闭锁轨迹协调的牙列。

正常覆𬌗覆盖的功能性下唇闭锁轨迹是闭口时下唇口轮匝肌与颏肌不紧张，在下唇干湿分界线靠近舌侧的潮湿区域穿过上前牙切缘，通过上前牙唇面微微向上方移动，在上前牙牙冠切 1/3 的位置下唇与上唇接触的过程。如果设定的覆盖过大，上下唇接触时上前牙就会阻碍下唇闭锁而加大口唇肌肉疲劳，结果颏部经常过度紧张就会出现皱纹。

根据牙列与口唇的美学与功能两方面协调的基准，必须在三维空间恰当设定前牙前方诱导的切端咬合位置。

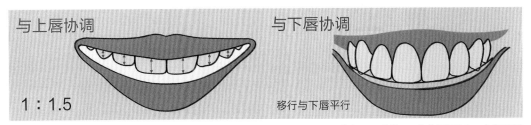

图 12　与口唇的美学效果协调。起自上唇线的上前牙唇面露出量"尖牙：侧切牙""侧切牙：中切牙"的比例是"1：1.5"。连接上前牙切缘和牙尖的笑线与微笑时的下唇微笑线平行，形成协调的状态

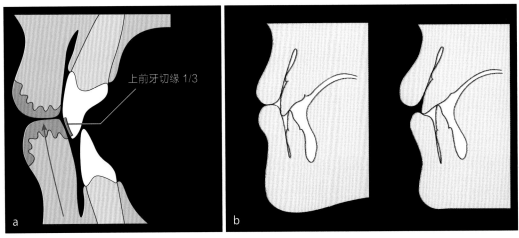

图 13　与功能性下唇闭锁轨迹相协调。a. 口唇支撑与功能性下唇闭锁轨迹的协调。b. 设定的覆盖过大，阻碍下唇闭锁

有牙颌侧方诱导部位

有牙颌侧方诱导的构建方法一直是点正中采用尖牙诱导，长正中采用组牙功能。本部分内容介绍了在临床上必须认知的口颌系统特点。

1. 尖牙诱导

1）侧方运动过程中尖牙诱导的 10 个优点如图 14 所示。

2）尖牙诱导具备的条件：

尖牙诱导最好在形成具备抑制下颌向后的侧方前伸诱导（Lateral Protrusive Tooth Guidance，M 型诱导）和抑制下颌向前的侧方后退诱导（Lateral Retrusive Tooth Guidance，D 型诱导）两要素的同时抑制下颌向前方与后方的侧方组牙功能诱导（Lateral Functional Tooth Guidance，M + D 型诱导）。仅仅抑制下颌向后的侧方前伸诱导在侧方偏离牙尖交错位时工作侧髁突会被引向比生理性运动轨迹更靠前方的位置，另外仅仅抑制下颌向前的侧向后退诱导在偏离牙尖交错位时工作侧髁突会被挤向比生理性运动轨迹更靠后方的位置。

2. 组牙功能

近年来，口颌系统的特性从各种各样的角度被大量研究，发现构建与口颌系统功能相协调的组牙功能实际上极其困难。

侧方运动过程中尖牙诱导的优点

1. 通过形成具备抑制下颌向后的侧方前伸诱导的合适牙冠形态，可以正确设定与口颌系统功能相协调的侧方诱导方向
2. 牙冠长，适合侧方诱导
3. 牙根长，有利于力的分散
4. 牙根粗，有利于力的分散
5. 牙周膜丰富的感觉神经末梢，作为优越的感受器具备较高的颌位调控功能
6. 牙根周围致密的骨组织具备很高的支持能力
7. 4mm 左右较大的覆𬌗适合侧方诱导
8. 侧方运动时舌面形态具备最容易形成必需的直线诱导接触，确保后牙形成有效的咬合分离量
9. 正中关系附近左右颞下颌关节几乎可以均等分配功能压力，侧方咬合时可以减轻颞下颌关节负载。同时侧方咬合时尽可能抑制下颌骨变形
10. 侧方诱导部位与颞下颌关节及闭口肌群的位置关系形成Ⅲ类杠杆，同样的力即使边咬合边做侧方运动，尖牙诱导的力与第一磨牙诱导相比也低于 1/5，在力学方面非常有利

图 14　侧方运动过程中尖牙诱导的优点

工作侧髁突在咬合力最大时的移动量比轻咬并做侧方运动时工作侧髁突移动量（0.3~1.2 mm，平均0.7 mm）增大2~3倍。轻咬并做侧方运动时，工作侧尖牙到第二磨牙均等诱导的组牙功能在功能异常的夜磨牙时越靠近颞下颌关节的后方牙齿摇晃明显越大。因此，最后方磨牙牙尖破碎的上下颌第二磨牙颊尖最初都受到非常大的力。其中下颌颊尖是功能尖，受到的负载比较广泛地分散到支持组织，多数情况下不至于出现牙冠破折及咬合创伤，进而导致牙周组织破坏。相反，上颌颊尖是非功能尖，受到的负载集中于颊侧，很容易造成牙冠破折与牙周组织破坏。按照相同的原理，上颌第二磨牙以后顺次造成上颌第一磨牙破坏。

如上所述，组牙功能绝不是理想的侧方诱导模式，从保全残存组织的角度来看，至少磨牙部位必须形成后牙咬合分离，因此近似于尖牙诱导的侧方诱导才是最好的方法。

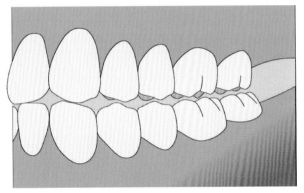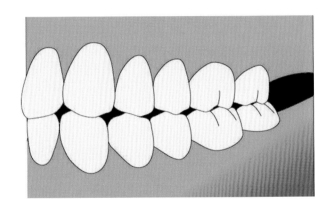

图15　尖牙诱导（左）与组牙功能（右）

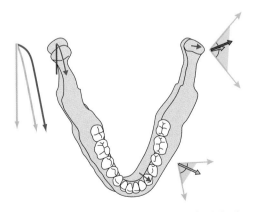

图16　强咬时侧方运动髁突运动轨迹的侧方部分更强，而且工作侧髁突移动距离增大2~3倍。因此组牙功能越向后方牙齿侧向压力越大，不利于力的控制

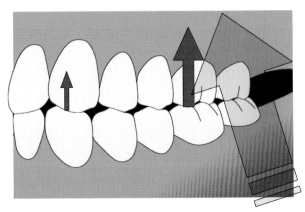

图17　相对于颞下颌关节与闭口肌的位置关系形成Ⅲ类杠杆，尖牙诱导的力比第一磨牙可以降到1/5以下

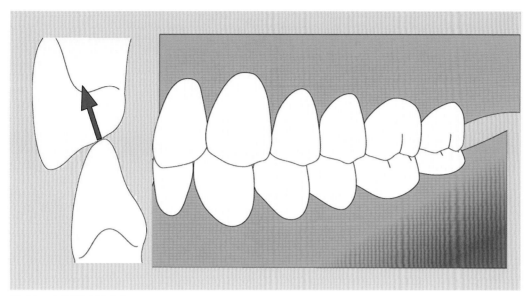

图 18　尖牙覆𬌗设定为 4.0 mm

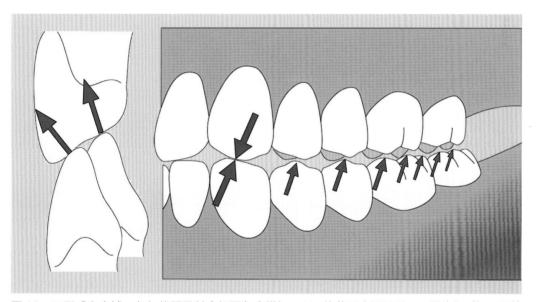

图 19　不形成自由域，在矢状髁导斜度相同角度增加 + 20° 的范围内诱导后，可以移行到与口唇等协调的位置，于是可以形成合适的后牙咬合分离

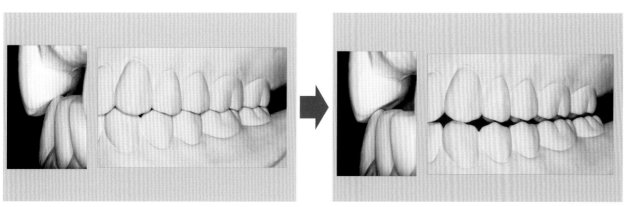

图 20　覆𬌗 4 mm 左右的牙尖交错位　　　　图 21　侧方运动形成合适的后牙咬合分离量

二、有牙颌侧方偏离牙尖交错位时后牙咬合接触的诊断基准

有牙颌侧方偏离牙尖交错位时后牙咬合接触的诊断基准

笔者在介绍尖牙诱导形成左侧偏离牙尖交错位时，发现工作侧或非工作侧后牙在咬合接触的情况下须结合"口颌系统协调"与"保全残存各组织"的诊断基准。这里必须充分理解临床实际问题中"咬合时下颌微小移动及颞下颌关节关节盘与下颌骨的受压偏移对咬合与口颌系统的影响"。

1. 咬合时后牙无咬合接触（图 22）

尖牙诱导在形成左侧偏离牙尖交错位时，工作侧与非工作侧的后牙都没有咬合接触，并且上下颌后牙形成恰当咬合分离量的状态，通常在功能方面没有问题。

2. 咬合时非工作侧后牙有咬合接触（图 23）

咬合时非工作侧在后牙有咬合接触的情况下由于上下功能尖接触，支持能力都比较高，所以上下颌都不会出现牙周组织损伤。另外，由于这种平衡接触对非工作侧颞下颌关节而言是预期内的保护接触，所以不需要进行咬合调整等，可维持现状。

3. 不咬合时非工作侧后牙有咬合接触（图 24）

不咬合非工作侧在后牙有咬合接触的情况下，由于上下功能尖接触，所以上下颌都不会对牙周组织造成较大的损伤。可是，如果非工作侧髁突下牵并引起外侧韧带为主的颞下颌关节关联组织障碍，那么为了保护颞下颌关节，咬合调整必须到开始有咬合接触的状态。

4. 非工作侧后牙有牙尖干扰，其他牙齿咬合分离（图 25）

非工作侧牙尖干扰由于上下颌功能尖接触，多数情况下不会对上下颌牙周组织造成太大的损伤。可是，如果非工作侧髁突明显下牵并引起以外侧韧带为主的颞下颌关节关联组织障碍，那么为了保护颞下颌关节，必须进行咬合调整。

5. 咬合时工作侧有咬合接触（图 26）

咬合时工作侧在后牙有咬合接触的情况下，如果没发现病理性松动，并且对非工作侧颞下颌关节而言又是预期内的保护接触，就可以不做咬合调整而随访观察。

6. 不咬合时工作侧有咬合接触（图 27）

在有咬合接触时，不咬合工作侧多数情况下为非功能尖接触，而且上颌牙有病理性松动，这种状态下为了保护上颌后牙，必须进行咬合调整。其理由是非功能尖咬合接触形成了很大的负载，功能压力从牙轴方向发生较大偏移，非功能尖一侧的牙槽嵴边缘出现应力集中而损伤牙周组织。

但是，前磨牙参与抑制下颌向后的侧向前伸诱导（M 型诱导）功能的接触部位对保护颞下颌关节起到辅助尖牙诱导的重要作用，必须在十分仔细检查的基础上予以保存。

7. 工作侧颊侧有牙尖干扰，其他牙咬合分离（图 28）

工作侧颊侧牙尖干扰在多数情况下为非功能尖接触，而且上颌牙有病理性松动，为了保护上颌后牙，必须进行咬合调整。这种情况虽然很少出现颞下颌关节障碍，但是如果出现工作侧髁突压向后方并引起外侧韧带为主的颞下颌关节关联组织障碍，那么为了保护颞下颌关节，则必须早期进行咬合调整。

8. 工作侧舌侧有牙尖干扰，其他牙咬合分离（图 29）

工作侧舌侧牙尖干扰在多数情况下为非功能尖接触，而且下颌牙有病理性松动，为了保护下颌后牙，必须进行咬合调整。这种情况虽然很少出现颞下颌关节障碍，但是如果出现工作侧髁突压向后方并引起以外侧韧带为主的颞下颌关节关联组织障碍，那么为了保护颞下颌关节，则必须早期进行咬合调整。

2-1　偏离牙尖交错位咬合时后牙无咬合接触

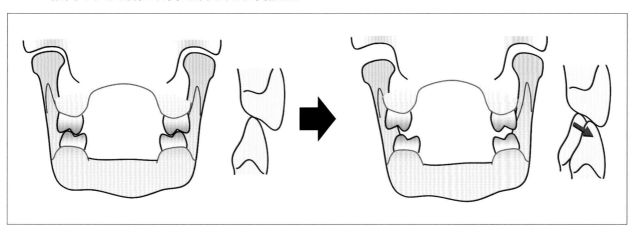

图 22　咬合时无咬合接触。工作侧与非工作侧的后牙都没有咬合接触，并且在功能方面没有问题

2-2　非工作侧咬合时有咬合接触

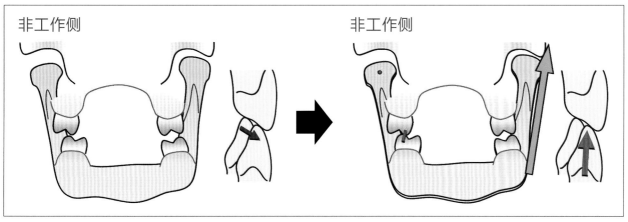

图 23　咬合时有咬合接触。这种非工作侧后牙的咬合接触是上下功能尖接触，支持能力都比较高，上下颌都不会出现牙周组织损伤。另外，这种平衡接触对颞下颌关节而言是保护接触，不需要进行咬合调整

2-3 非工作侧不咬合时有咬合接触

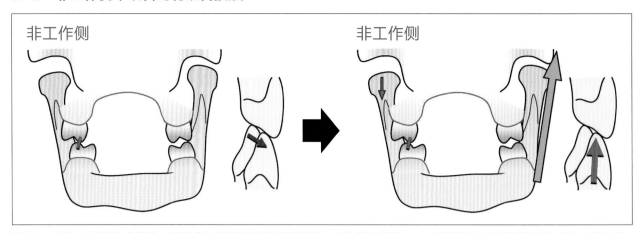

图24 不咬合时有咬合接触。这种非工作侧后牙咬合接触是上下功能尖接触，上下颌都不会对牙周组织造成较大的损伤。可是，如果非工作侧髁突下牵并引起以外侧韧带为主的颞下颌关节关联组织障碍，那么为了保护颞下颌关节，则必须进行咬合调整

2-4 非工作侧有牙尖干扰，其他牙咬合分离

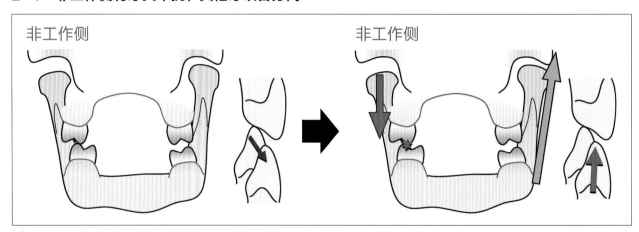

图25 有牙尖干扰且其他牙咬合分离。这种非工作侧牙尖干扰由于上下颌功能尖接触，多数情况下并不会对上下颌牙周组织造成太大的损伤。可是，如果非工作侧髁突明显下牵并引起以外侧韧带为主的颞下颌关节关联组织障碍，那么为了保护颞下颌关节，则必须进行咬合调整

2-5 工作侧咬合时有咬合接触

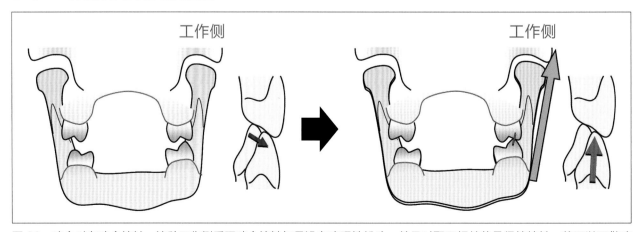

图26 咬合时有咬合接触。这种工作侧后牙咬合接触如果没有病理性松动，并且对颞下颌关节是保护接触，就可以不做咬合调整而随访观察

2-6　工作侧不咬合时有咬合接触

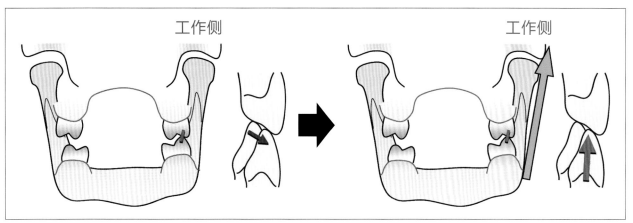

图 27　不咬合时有咬合接触。这种工作侧咬合接触在多数情况下为非功能尖接触，而且上颌牙有病理性松动，为了保护上颌后牙，必须进行咬合调整。但是，应对前磨牙参与抑制下颌向后的侧向前伸诱导（M 型诱导）功能的接触部位予以保存

2-7　工作侧颊侧有牙尖干扰，其他牙咬合分离

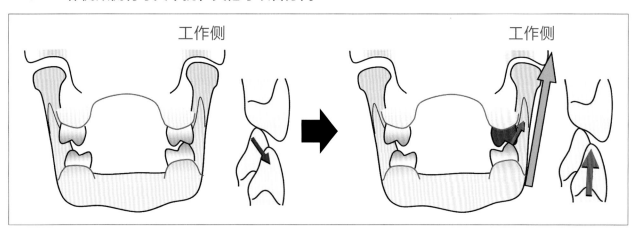

图 28　有牙尖干扰且其他牙咬合分离。这种工作侧牙尖干扰在多数情况下为非功能尖接触，而且上颌牙有病理性松动，为了保护上颌后牙，必须进行咬合调整。这种情况虽然很少出现颞下颌关节障碍，但是如果出现工作侧髁突压向后方并引起以外侧韧带为主的颞下颌关节关联组织障碍，那么为了保护颞下颌关节，则必须早期进行咬合调整

2-8　工作侧舌侧有牙尖干扰，其他牙咬合分离

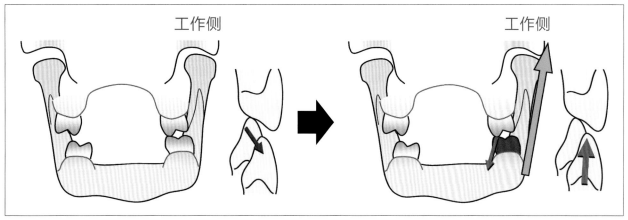

图 29　有牙尖干扰且其他牙咬合分离。这种工作侧牙尖干扰在多数情况下为非功能尖接触，而且下颌牙有病理性松动，为了保护下颌后牙，必须进行咬合调整。这种情况虽然很少出现颞下颌关节障碍，但是如果出现工作侧髁突压向后方并引起以外侧韧带为主的颞下颌关节关联组织障碍，那么为了保护颞下颌关节，则必须早期进行咬合调整

三、活动义齿前牙诱导部位与设定基准

　　活动义齿形成的咬合模式必须能恰当地分配功能压力到残存的支持组织，通过正确的力调控实现牙列稳定与保全残存组织，同时尽可能有效恢复丧失的功能并使其与身体相协调。由于患者的缺损状况千差万别，所以本部分介绍与缺损状况相匹配的咬合模式构建标准。

　　临床构建舌侧集中𬌗时，根据缺损状况（图 30），选择两侧平衡型舌侧集中𬌗或前牙诱导型舌侧集中𬌗。

　　两侧平衡型舌侧集中𬌗是牙尖交错位上后牙舌尖与下后牙咬合面在均衡稳定的状态下形成一牙对一牙的咬合接触关系，并且在确立明确的正中止的同时形成抑制下颌向后的侧向前伸诱导，在偏离牙尖交错位时保持大范围双侧平衡的咬合接触模式。

　　前牙诱导型舌侧集中𬌗是牙尖交错位上下前牙咬合接触的同时上后牙舌尖与下后牙咬合面形成咬合接触，并且确立明确的正中止，偏离牙尖交错位时通过前牙组合的诱导形成后牙组合咬合分离的咬合模式。

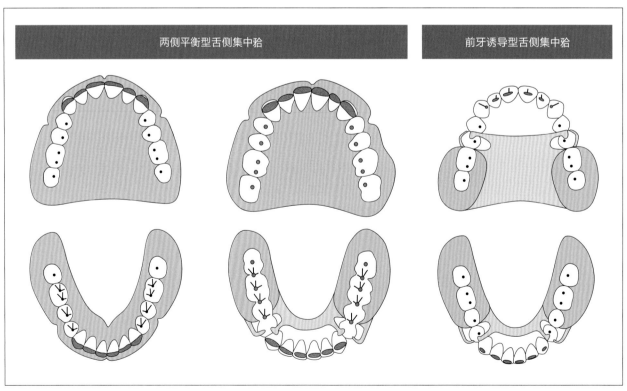

图 30　舌侧集中𬌗

　　这两种舌侧集中殆的选择基准是：根据实现上下颌义齿基托稳定的目的，必须保持两侧咬合平衡的病例选择两侧平衡型舌侧集中殆。也就是说，上下颌都是总义齿的病例、上颌是总义齿下颌是后方游离端义齿的病例、上颌是总义齿下颌是种植体支持全牙列固定桥病例等，为了保持上下牙列都处于稳定状态，选择两侧平衡型舌侧集中殆。

　　另一方面，上下颌前牙都存在，为了实现义齿稳定，没有必要形成两侧平衡的病例可选择前牙诱导型舌侧集中殆。也就是说，像图31所示那样上下颌都是后方游离端义齿的病例，或像图32所示那样 $\dfrac{3+3}{3+3}$ 健存，$\dfrac{\textcircled{7}\,6\,5\,\textcircled{4}\,|\,\textcircled{4}\,5\,6\,\textcircled{7}}{\textcircled{7}\,6\,5\,\textcircled{4}\,|\,\textcircled{4}\,5\,6\,\textcircled{7}}$ 固定桥修复的病例，根据支持牙列的支持组织支撑能力选择可以恰当分散咬合压力的前牙诱导型舌侧集中殆。

　　这种前牙诱导型舌侧集中殆是包含前牙的全牙列支持牙尖交错位，后牙颊尖之间形成滑移间隙，可以恰当地控制咀嚼时的功能压力。此时，活动义齿病例像图31b所示前牙那样，上前牙舌面形成所谓的舌侧平台与下前牙切缘发生咬合接触，最好让咬合接触压力沿牙轴方向均匀分配。另外，偏离牙尖交错位时通过整个上下颌前牙诱导下颌形成后牙咬合分离，可以大幅度减轻后牙支持组织的基托下黏膜与牙周膜的负担。

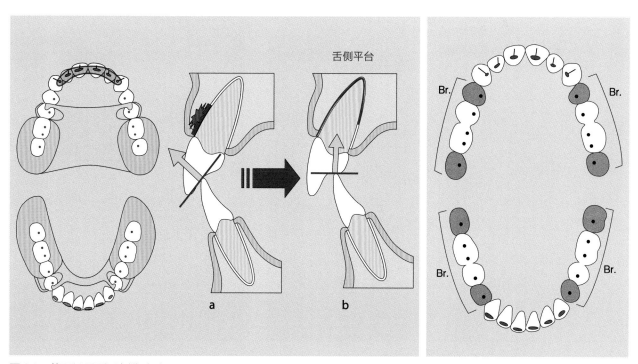

图31　前牙诱导型舌侧集中殆　　　　　　　　　　　　　　　　图32　冠桥力的调控

专 栏

Hanau quint 咬合平衡的咬合 5 要素

　　Hanau（1926 年）关于总义齿的下颌运动理论以解剖学髁导斜度与切道斜度为基础，考虑口腔黏膜压缩性导致咀嚼时义齿下沉的同时建立义齿咬合平衡，并以此为主要目的提出"Hanau 5 原则"。也就是说，考虑下面列举的与咬合平衡相关的 5 个要素，以一定的法则为基础相互关联时，实现义齿行使功能的协调性，形成图示的五边形。而且与咬合平衡相关的这些要素影响所有因素。

1. 髁导斜度

2. 咬合平面斜度

3. 切道斜度

4. 牙尖高度（斜度）

5. 补偿曲线曲度

- 髁导斜度过大，减小切道斜度
- 髁导斜度过大，增加牙尖高度
  （朝向后方牙齿增加牙尖斜度）
- 髁导斜度过大，增加咬合平面斜度
- 髁导斜度过大，增加补偿曲线曲度

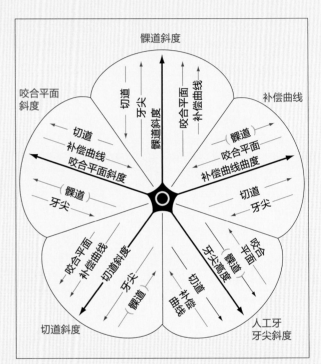

图 1　Hanau quint

　　这幅图尖头从中心向外表示增加，向内表示减小，从中心向外较大的 5 根尖头表示增加，与其相应的其他 4 个要素受到的影响用小尖头表示。这里介绍了一例髁导斜度变化的解释。

　　其中髁导斜度是患者固有不变的要素，咬合平面斜度由医师决定。技师为了构建咬合平衡，可以自由调节的要素有切道斜度、牙尖高度与补偿曲线曲度。然而，实际上在增加牙尖斜度的情况下，虽然通过调整其他要素可以形成咬合平衡，并且增加咀嚼效率，但是随着时间推移，义齿出现不稳定的现象会增加。因此，为了在𬤉架上构建两侧咬合平衡，按照图示的 5 要素进行适当组合，不可能获得成功。日常临床应该根据残存组织的支持能力考虑咬合模式与咬合面形态等因素进行咬合重建。综上所述，虽然 Hanau 咬合理论有较深的意义，但是并不实用。

第十部分 | **咬合 7 要素 −5 ——偏离牙尖交错位的诱导方向**

一、应该形成侧方诱导

松岛正和，秋山公男

二、侧方前伸运动诱导（M 型诱导，抑制下颌向后的侧方前伸诱导）与工作侧髁突运动轨迹的关系

浅野荣一朗，服部乃莉子

三、再现下颌运动

3−1　面弓转移的作用

3−2　使用咬合记录法调节髁道

小出馨，早川顺满，小出未来

3−3　工作侧侧方髁道角调节装置的有效性

小出胜义，星久雄，西川新

一、应该形成侧方诱导

　　重建与患者口腔功能相协调的咬合时，偏离牙尖交错诱导的水平方向比较大的问题不是前伸诱导的方向，而是侧方诱导的方向。如果侧方诱导与口腔功能不协调，磨牙症与长时间咀嚼坚硬的物体就会导致工作侧颞下颌关节损伤，结果出现外侧韧带、关节盘、双板区及髁突、关节窝、关节结节障碍。

　　为了让侧方诱导方向与生理性侧方边缘运动轨迹相协调，必须形成抑制下颌向后的侧方前伸诱导，同时在允许的范围内形成抑制下颌向前的侧方后退诱导。只有这样才能最低限度地控制工作侧颞下颌关节的机械应力。侧方诱导如果是尖牙诱导，就不需要形成前伸诱导的自由域，像前面介绍的那样从矢状髁道相同的角度开始形成 +20° 的诱导范围，然后一直移行到与口唇等协调的位置，结果就可以形成难以发生牙尖干扰的最舒适侧方诱导。

　　抑制下颌向后的侧方前伸诱导（M 型）使用上颌尖牙舌侧近中朝向前方的面与下颌尖牙颊侧朝向远中的面诱导，这样不会把下颌推向后方。抑制下颌向前的侧方后退诱导（D 型）正好相反，由于形成把下颌推向后方的诱导，所以这种诱导容易导致颞下颌关节障碍。抑制下颌向前方与后方的侧方组牙功能诱导（M + D 型）不会把下颌推向后方，是 3 种侧方诱导中最稳定的诱导。

　　为了形成与生理性侧方边缘运动相协调的侧方诱导，必须在𬌗架上再现患者本身的侧方边缘运动，并制作与其协调的侧方诱导修复体。另外，下颌运动中侧方运动是咀嚼运动的主体，而且对修复体咬合面形态具有非常大的影响。

咬合 7 要素

1. 牙尖交错位的位置
2. 牙尖交错位的接触关系
3. 牙尖交错位的稳定性
4. 偏离牙尖交错位的诱导部位
5. 偏离牙尖交错位的诱导方向
6. 咬合平面的位置
7. 咬合平面的曲度

图 1　咬合 7 要素 -5——偏离牙尖交错位的诱导方向

尖牙诱导的 3 种侧方诱导

1. 抑制下颌向前方与后方的侧方组牙功能诱导
M+D 型诱导

2. 抑制下颌向后的侧方前伸诱导
M 型诱导

3. 抑制下颌向前的侧方后退诱导
D 型诱导

图 2　尖牙诱导的 3 种侧方诱导

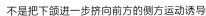

抑制下颌向后的侧方前伸诱导

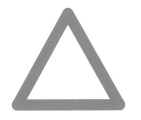

抑制下颌向后的侧方前伸诱导

不是把下颌进一步挤向后方的侧方运动诱导

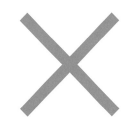

抑制下颌向前的侧方后退诱导

不是把下颌进一步挤向前方的侧方运动诱导

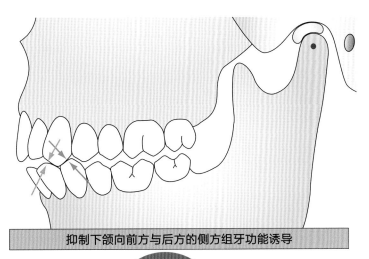

抑制下颌向前方与后方的侧方组牙功能诱导

与生理性侧方边缘运动相协调的侧方诱导，
给身体各组织造成障碍的可能性最小

图 3　抑制下颌向前方与后方的侧方组牙功能诱导作用

当咀嚼软性食品时，工作侧髁突仅向前方微微移动，行使咀嚼功能的侧方运动多数情况下在非侧方边缘运动的中间范围内完成。然而，当咀嚼硬的纤维性食品与磨牙症时，工作侧髁突停止于髁突稳定位附近，下颌运动轨迹几乎与侧方边缘运动轨迹一致。如果构建与中间范围侧方运动一致的侧方诱导，咀嚼硬的纤维性食品与磨牙症时就会出现明显的牙尖干扰，机械应力就会导致各部位功能异常。

咬合重建时为了获得更安全且预知性高的治疗，最好在拾架上再现患者本身的侧方边缘运动，并且充分地反复理解，认真仔细地确认。

身体的下颌侧方运动在工作侧与非工作侧被诱导。为了在拾架上正确再现侧方边缘运动，必须进行工作侧与非工作侧的髁道调节（图4）。

如果尖牙安装陶瓷冠的侧方诱导导致工作侧髁突运动超出患者本身侧方边缘运动的范围，那么咀嚼硬的纤维性食品与磨牙症时就会出现颞下颌关节障碍（图5，图6）。

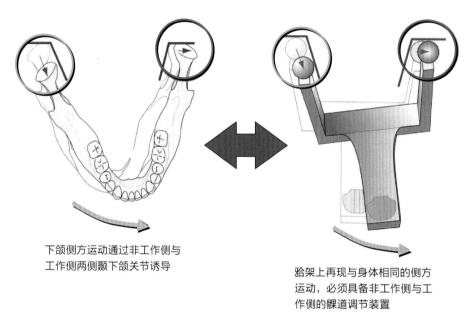

下颌侧方运动通过非工作侧与工作侧两侧颞下颌关节诱导

拾架上再现与身体相同的侧方运动，必须具备非工作侧与工作侧的髁道调节装置

图4　再现下颌侧方运动时，必须同时具备工作侧与非工作侧的髁道角调节装置

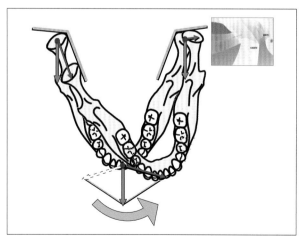

图5　在具备与生理性侧方边缘运动相协调的髁道调节装置的拾架上进行咬合重建，可以防止颞下颌关节周围组织的过重负载

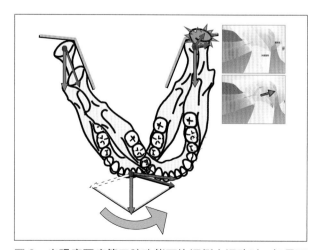

图6　出现磨牙症等口腔功能不协调侧方运动时，如果不具备髁道调节装置，髁突就会被推向后方，结果出现关节囊与外侧韧带伸展，关节盘前方转移

二、侧方前伸运动诱导（M 型诱导，抑制下颌向后的侧方前伸诱导）与工作侧髁突运动轨迹的关系

工作侧髁突运动方向用工作侧侧方髁道角表示，这个角度如图 8 所示个体差异较大，前后方向的偏差范围约 100°。而且，如果制作尖牙诱导稍微向内偏移，例如超过 15° 生理性边缘运动范围，在工作侧侧方髁道角上这样的误差就会放大到 4 倍左右，向后方偏移 60°。因此，对于侧方诱导必须十分注意，准确应对。

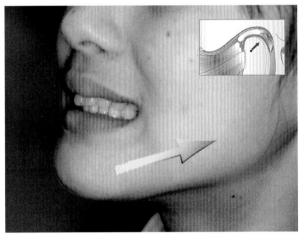

图 7 侧方诱导方向如果与颞下颌关节工作侧侧方髁道角不协调，就会出现颞下颌关节障碍

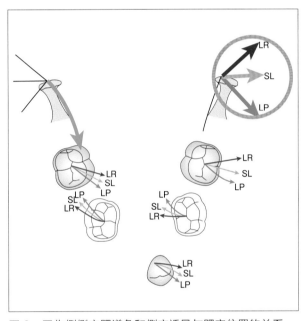

图 8 工作侧侧方髁道角和侧方诱导与髁突位置的关系

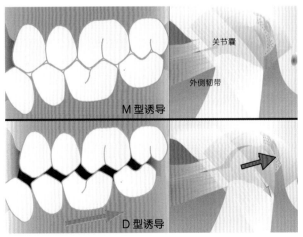

图 9 M 型诱导是上颌尖牙舌侧近中朝向前方的面与下颌尖牙颊侧朝向远中的面诱导，D 型诱导正好相反。D 型诱导容易诱导下颌向后方，造成颞下颌关节的负担

133

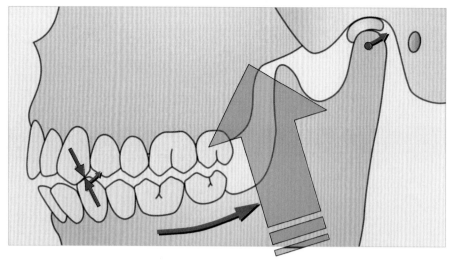

图 10　如果不是抑制下颌向后的侧方前伸诱导，就容易把工作侧髁突推向后方，导致颞下颌关节关节盘前移

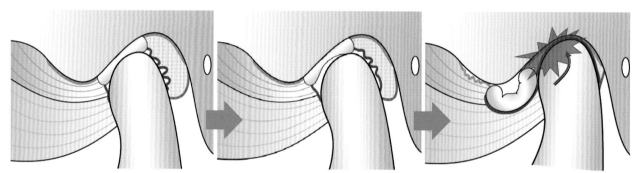

图 11~13　如果不形成抑制下颌向后的侧方前伸诱导，侧方运动时髁突就会挤向后方，结果导致关节囊与外侧韧带伸展及关节盘前移

■ 主诉张口受限的病例（图 14~图 21）

34 岁，男性，来院主诉起床时张口受限，压力增大，睡眠中有很严重的磨牙情况，第二天早晨一般不太容易张口，而且张口时左侧颞下颌关节有明显的疼痛。

检查发现颞下颌关节间歇性锁结，口腔内可见功能异常引起的舌体压痕、颊黏膜咬合线、上下牙列楔状缺损与磨耗小面。触诊发现左侧颞下颌关节与左侧肌肉压痛。MRI 检查发现颞下颌关节关节盘前移，短暂持续向两侧摆动下颌，靠自身力量可以还原。

诊断： 颞下颌关节病（左侧颞下颌关节关节盘可复性前移）

发病机制诊断： 功能异常强，左侧尖牙无抑制下颌向后的侧方前伸诱导。

终末诊断： 使用稳定性𬌗垫修正颌位，通过𬌗垫保守治疗形成抑制下颌向后的侧方前伸诱导。如果压力增大，让其戴𬌗垫睡觉。

	R	L		R	L
颞下颌关节侧方检查	－	±	咬肌深层	－	－
			咬肌浅层起始部位	－	－
颞下颌关节后方检查	－	±	咬肌浅层终止部位前缘	－	－
			咬肌浅层终止部位后缘	－	－
下颌角检查	－	±	咬肌浅层中央		
关节上腔滑移状态检查	－	＋	颞肌前部	－	±
			颞肌中部	－	－
			颞肌后部	－	－
			二腹肌前腹	－	－
			二腹肌后腹	±	＋＋

图 14　治疗前确认左侧颞下颌关节与肌肉压痛

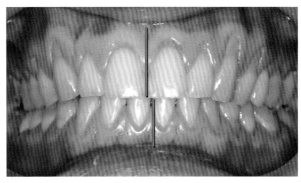

图 15　触诊时中线左侧偏移

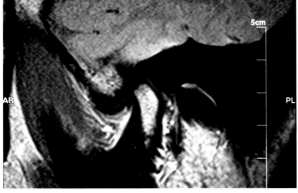

图 16　起床时开始左侧颞下颌关节锁住状态的 MRI 影像

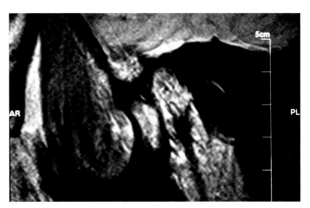

图 17　左右晃动下颌解除锁住状态的 MRI 影像

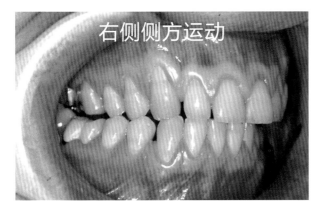

右侧侧方运动

图 18　右侧存在抑制下颌向后的侧方前伸诱导

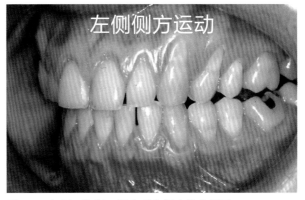

左侧侧方运动

图 19　左侧无抑制下颌向后的侧方前伸诱导

图 20　戴用殆垫时早晨张口受限消退，肌肉与颞下颌关节的压痛也消退

	R	L		R	L
颞下颌关节侧方检查	－	－	咬肌深层	－	－
			咬肌浅层起始部位	－	－
颞下颌关节后方检查	－	－	咬肌浅层终止部位前缘	－	－
			咬肌浅层终止部位后缘	－	－
下颌角检查	－	－	咬肌浅层中央	－	－
关节上腔滑移状态检查	－	－	颞肌前部	－	－
			颞肌中部	－	－
			颞肌后部	－	－
			二腹肌前腹	－	－
			二腹肌后腹	±	±

图 21　戴用殆垫后随访观察，颞下颌关节与肌肉的症状几乎完全消失，过程良好

135

三、再现下颌运动

3-1 面弓转移的作用

　　面弓转移是记录上牙列与左右髁突在三维空间的位置关系并移行到𬌗架上的操作（图 22，图 23）。其作用如图 25 列举的 10 个项目。制作与口腔功能协调的修复体时使用面弓获得记录，并转移到𬌗架上的作用很大。

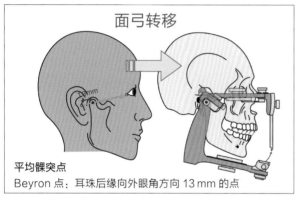

图 22　把上牙列与平均髁突点（Beyron 点：耳珠后缘向外眼角方向 13 mm 的点）的三维空间位置关系转移到𬌗架上。再现铰链开闭口运动轴，使身体的开闭口轨迹与𬌗架开闭口运动轨迹相似

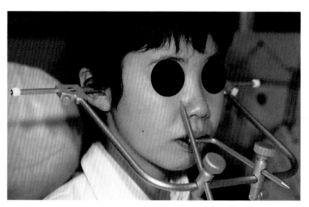

图 23　再现下颌运动时首先进行面弓转移是前提

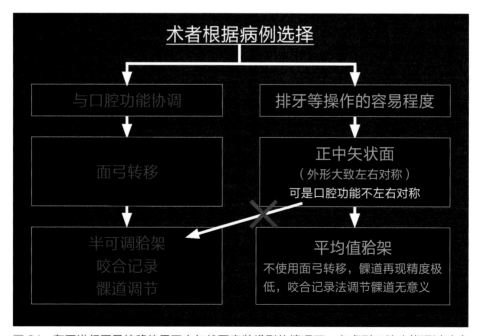

图 24　在不进行面弓转移使用正中矢状面安装模型的情况下，考虑到口腔功能通过咬合记录法调节髁道反而误差变大，这种情况最好使用平均值𬌗架制作。为了实现与口腔功能协调，必须通过面弓转移进行髁道调节

面弓转移的作用

1. 再现 Bonwill 三角

Bonwill 三角是左右髁突中心与切点连接成的边长为 4 英寸（约 10 cm）的等边三角形，通过面弓转移把患者本身的 Bonwill 三角再现到𬌗架上（参考第 28 页图 63，第 150 页图 2）

2. 再现 Balkwill 角

Balkwill 角是矢状面上 Bonwill 三角与咬合平面形成的角，平均约 22°。即使只把患者本身的 Bonwill 三角再现到𬌗架上，如果不同时再现 Balkwill 角，就不可能再现上牙列与左右颞下颌关节的三维空间位置关系（参考第 28 页图 64，第 150 页图 2）

3. 再现铰链开闭口轴

通过 Bonwill 三角与 Balkwill 角的再现，再现铰链开闭口轴。下颌以此轴为中心进行开闭口（参考第 136 页图 22，第 139 页图 26）

4. 再现下颌开闭口轨迹

切齿点从牙尖交错位进行 10 mm 左右的开闭口运动时，下颌仅围绕左右髁突中心连接成的髁突间轴做铰链开闭口运动，几乎不向前方与侧方发生滑移运动。以左右髁突中心为后方基准点进行面弓转移就可以使𬌗架的开闭轴近似于患者的铰链开闭口运动轴（参考第 136 页图 22）

5. 预防修复体早接触

不进行面弓转移在𬌗架上安装模型的情况下，下颌运动轴就会与𬌗架开闭轴不一致，结果闭口轨迹就会出现误差。这种状态的牙尖斜度较大，如果形成紧密的咬合关系，修复体在闭口过程中就会出现早接触

6. 提高下颌运动的再现性

如果不进行面弓转移而以正中矢状面为基准的平均值在𬌗架上安装模型，𬌗架髁球位置就容易与实际髁突中心位置产生 20 mm 左右的误差。此时如果使用偏离牙尖交错位的咬合记录获得的颌位关系制作修复体，就会在实际偏离牙尖交错位的颌位关系之间出现垂直距离差异。这部分角度差包含在误差范围之内。这种现象的出现与𬌗架类型无关，而且矢状髁导斜度容易形成 10° 左右的误差，那毕竟不是身体可以接受的值，必须充分注意（参考第 140 页图 27）

7. 获得前牙诱导设定的角度

通过𬌗架上再现髁突的位置，可以评价𬌗架上矢状髁导斜度值与患者实际的髁导斜度，而且有时把这个值作为决定前牙诱导角度的参考

8. 再现颌位

进行面弓转移时根据获得的前方基准点的位置纪录参考平面并在𬌗架上再现患者的颌位（参考第 136 页图 22，图 23 及第 30 页图 68）

9. 牙轴与覆𬌗覆盖的设定基准

牙轴与覆𬌗覆盖的设定是影响美学、发音、前伸诱导角度及咀嚼功能的重要因素。这点必须以自然头位时头颅的角度关系在𬌗架上安装模型，结果就可以以患者在眼前与自然头位相同的感觉在𬌗架上设定修复体的牙轴与覆𬌗覆盖

10. 获得咬合平面位置与曲度的设定基准

通过𬌗架上再现患者的颌位获得上牙列的上下位置与前后倾斜度及咬合平面曲度的设定基准（参考第 154 页图 2，第 155 页图 3~图 8）

图 25　面弓转移的作用

以自然头位为基准

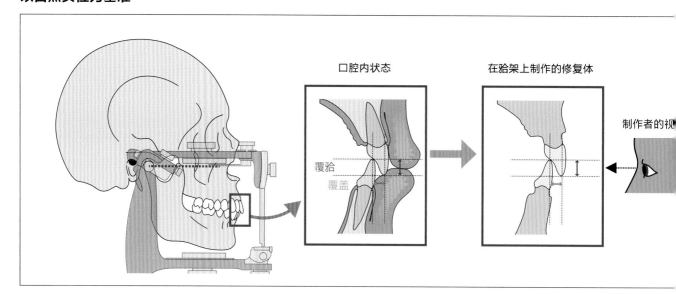

口腔内状态　　　　　　　在𬌗架上制作的修复体　　　　　　制作者的视线

覆𬌗
覆盖

以眶耳平面为基准

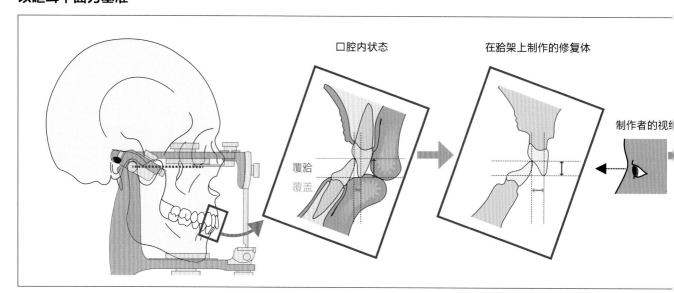

口腔内状态　　　　　　　在𬌗架上制作的修复体　　　　　　制作者的视线

覆𬌗
覆盖

以鼻翼耳屏面为基准

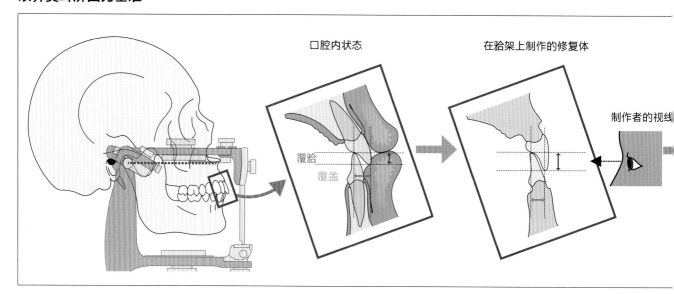

口腔内状态　　　　　　　在𬌗架上制作的修复体　　　　　　制作者的视线

覆𬌗
覆盖

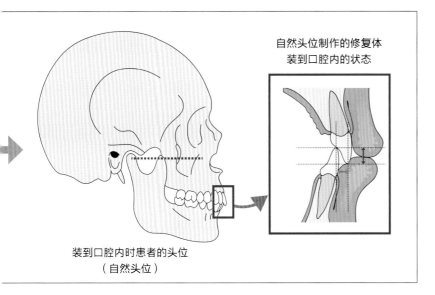

自然头位制作的修复体
装到口腔内的状态

装到口腔内时患者的头位
（自然头位）

※ 面弓转移时无论使用什么参考平面，原则上后方基准点都是左右髁突中心。

图26　a. 自然头位前牙的牙轴与覆𬌗覆盖
　　使用自然头位进行面弓转移时，前方基准点原则上是内眼角下方 23 mm 的点。这种情况下如果从正面看固定在𬌗架上的上下颌模型，就好像笔直地朝着患者正面的自然姿势。据此在患者自然头位不仅可以形成恰当的覆𬌗覆盖，而且也可以设定前伸诱导与髁道协调的合适角度。另外还可以在𬌗架上简单地设定上前牙牙轴并使其与美学、口唇支撑、功能性下颌闭锁轨迹相协调

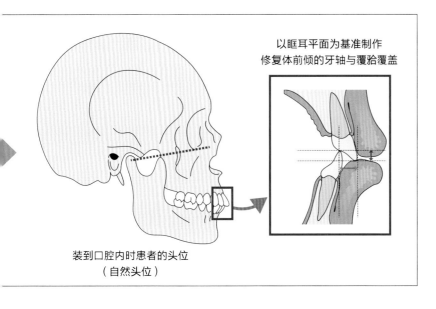

以眶耳平面为基准制作
修复体前倾的牙轴与覆𬌗覆盖

装到口腔内时患者的头位
（自然头位）

图26　b. 以眶耳平面为基准的前牙牙轴与覆𬌗覆盖
　　以眶耳平面为基准的情况下，前方基准点位于眼窝下缘。头位由于比自然头位向前弯曲，所以通常在𬌗架上容易产生错觉，这种状态下制作的修复体装到口腔内覆𬌗容易变小，覆盖容易变大，结果前伸诱导角度的设定容易变小。另外，即使准备了临时修复体的参考模型，多数情况下上前牙也会前倾，结果容易出现切缘连续性、口唇支撑、功能性下唇闭锁轨迹等不协调

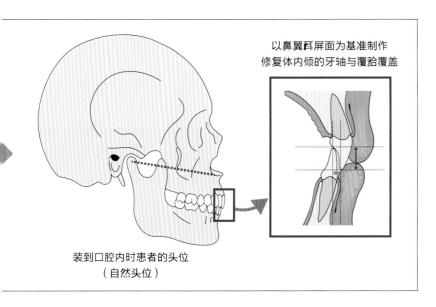

以鼻翼耳屏面为基准制作
修复体内倾的牙轴与覆𬌗覆盖

装到口腔内时患者的头位
（自然头位）

图26　c. 以鼻翼耳屏面为基准的前牙牙轴与覆𬌗覆盖
　　以鼻翼耳屏面为基准的情况下，前方基准点位于鼻翼下缘。头位由于比自然头位向后弯曲，所以通常在𬌗架上容易产生错觉，这种状态下制作的修复体装到口腔内覆𬌗容易变大，覆盖容易变小，结果前伸诱导的角度容易变大。另外，即使准备了临时修复体的参考模型，多数情况下上前牙也会内倾，结果容易出现切缘连续性、口唇支撑、功能性下唇闭锁轨迹等不协调

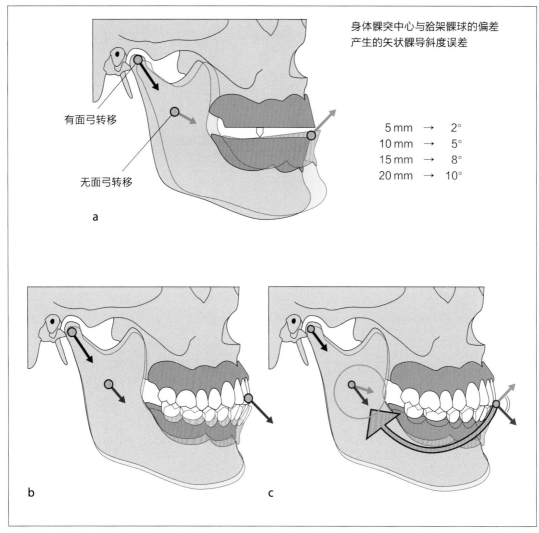

图 27　a. 使用哥特式弓描记装置的诱导方向。b. 装着义齿时的诱导方向。c. 如果不进行面弓转移，即使使用咬合记录法进行髁道调节，在制作实际修复体时髁道也会产生较大的误差

3-2　使用咬合记录法调节髁道

半可调𬌗架的髁道调节使用咬合记录法。如果在偏离牙尖交错位或正中关系 5 mm 的位置获得侧方咬合记录，临床上就可以在𬌗架上十分准确地再现侧方运动。这部分内容将在第十三部分详细说明。

3-3　工作侧侧方髁道角调节装置的有效性

咬合重建为了在𬌗架上再现有效的侧方运动，必须进行工作侧与非工作侧的髁道调节（图 28，图 29）。工作侧髁突的运动距离虽然比较小，为 0.3~1.5 mm，但是运动角度的范围有 100°，而且个体差异很大。另外工作侧下颌侧方运动是旋转运动，作为旋转中心的工作侧髁突虽然移动距离的值比较小，但是对咬合影响很大。紧咬并侧方运动时工作侧髁突的运动距离增大约 2.5 倍，其影响变得更大。

因此，再现侧方运动时必须进行工作侧侧方髁道角的调节。

图 30 表示𬌗架具备工作侧侧方髁道角调节装置的作用。如果使用不具备工作侧侧方髁道角调节装置的𬌗架，即使调节非工作侧髁道，也不能正确再现下颌运动。

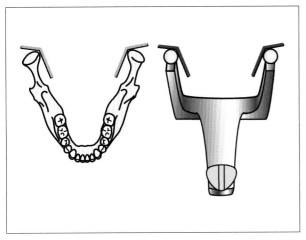

图 28　左右两侧颞下颌关节诱导下颌运动

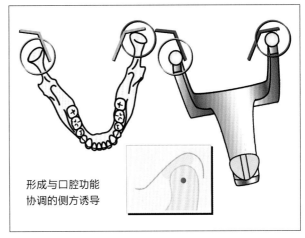

形成与口腔功能协调的侧方诱导

图 29　为了再现侧方运动，必须调节工作侧与非工作侧髁道

工作侧侧方髁道角调节装置的有效性

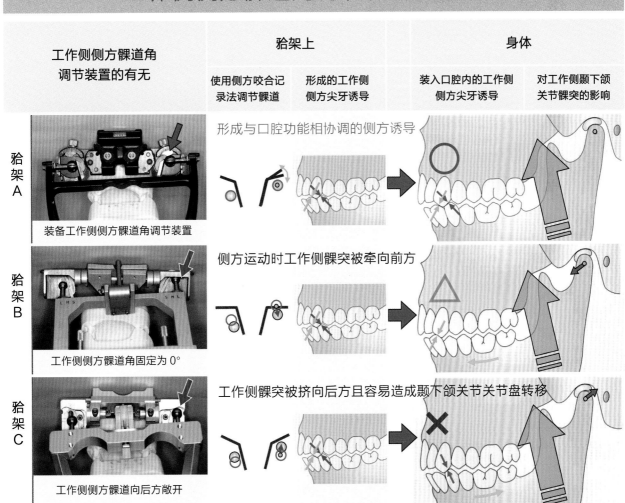

工作侧侧方髁道角调节装置的有无	𬌗架上		身体	
	使用侧方咬合记录法调节髁道	形成的工作侧侧方尖牙诱导	装入口腔内的工作侧侧方尖牙诱导	对工作侧颞下颌关节髁突的影响
𬌗架 A 装备工作侧侧方髁道角调节装置	形成与口腔功能相协调的侧方诱导		○	
𬌗架 B 工作侧侧方髁道角固定为 0°	侧方运动时工作侧髁突被牵向前方		△	
𬌗架 C 工作侧侧方髁道向后方敞开	工作侧髁突被挤向后方且容易造成颞下颌关节关节盘转移		✕	

图 30　𬌗架具备工作侧侧方髁道角调节装置的作用

　　𬭁架 A 具备工作侧侧方髁道角调节装置，𬭁架 B、C 不具备。红圈表示存在咬合记录的髁球位置，蓝圈分别表示制作修复体时髁球的位置。

　　用𬭁架 A 制作的修复体可以形成恰当抑制下颌向前方与后方的侧方组牙功能诱导，与口腔功能相协调（图 31~图 38）。

　　𬭁架 B 后壁与髁球平行固定，半数以上工作侧髁球与后壁发生干扰并且不可以调节，结果制作的修复体不可能形成与口腔功能相协调的抑制下颌向前的侧方后退诱导（图 39~图 46）。

　　𬭁架 C 后壁向后方开放，不可能形成正确的抑制下颌向后的侧方前伸诱导，结果患者工作侧髁突向后方挤压而损伤颞下颌关节，而且容易导致颞下颌关节关节盘移位（图 47~图 53）。

　　特别是在制作与下颌侧方诱导直接相关的修复体时，不仅非工作侧侧方髁道角需要调节，工作侧也需要调节，这点对重建与口腔功能协调的咬合并正确再现下颌运动来说非常重要。

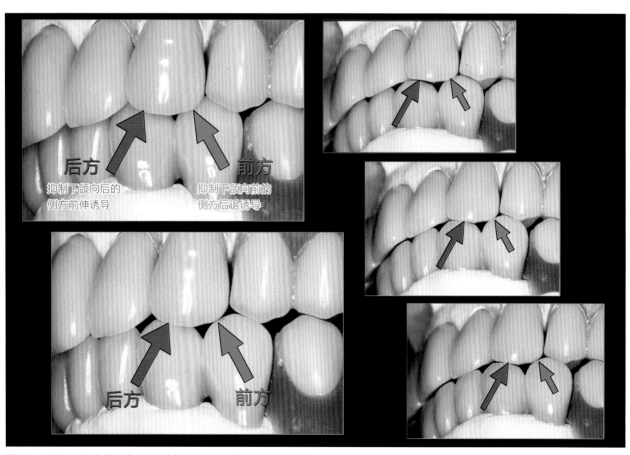

图 31　抑制下颌向前方与后方的侧方组牙功能诱导形成方法

A. 具备工作侧侧方髁道角调节装置的𬌗架

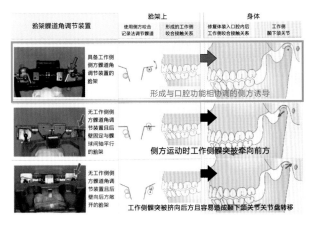

图 32　具备工作侧侧方髁道角调节装置
的𬌗架形成与口腔功能相协调的安全侧
方诱导

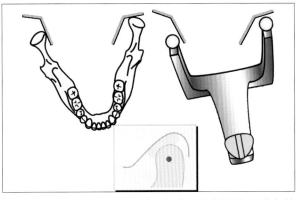

图 33　通过工作侧侧方髁道角与非工作侧侧方髁道角的
调节正确再现侧方运动

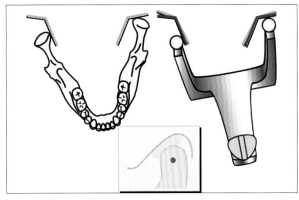

图 34　形成与口腔功能相协调的侧方诱导

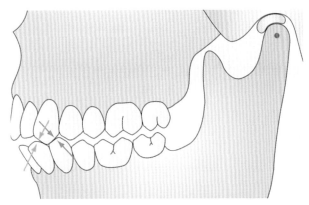

图 35　实现协调的生理性侧方边缘运动，通过准确形成
抑制下颌向前方与后方的侧方组牙功能诱导，可以最低限
度控制工作侧髁突的机械应力，同时也最难发生牙尖干扰

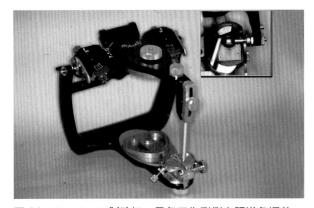

图 36　Pro Arch Ⅳ𬌗架。具备工作侧侧方髁道角调节
装置

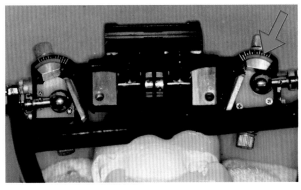

图 37　工作侧侧方髁道角朝向前方的病例

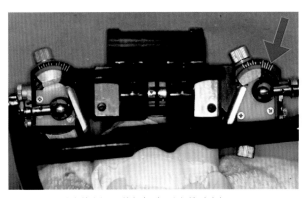

图 38　工作侧侧方髁道角朝向后方的病例

B. 无工作侧侧方髁道角调节装置且后壁固定与髁球间轴平行的𬌗架

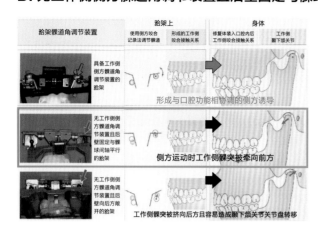

形成与口腔功能相协调的侧方诱导

侧方运动时工作侧髁突被牵向前方

工作侧髁突被挤向后方且容易造成颞下颌关节关节盘转移

图 39　无工作侧侧方髁道角调节装置且
后壁与髁球间轴平行固定的𬌗架

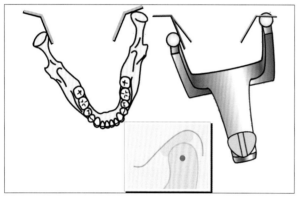

图 40　半数以上工作侧髁球不可以调节并与后壁发生干扰

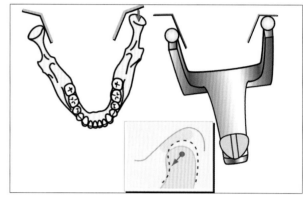

图 41　侧方运动时工作侧髁突被牵向前方

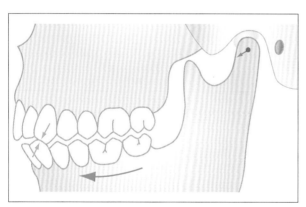

图 42　侧方运动时工作侧髁突被牵向前方

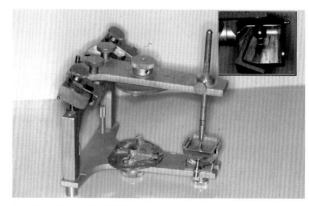

图 43　Whip Mix 𬌗架

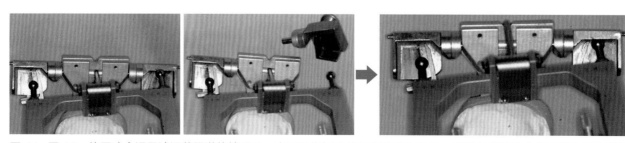

图 44～图 46　使用咬合记录法调节髁道的情况下，由于工作侧髁球与后壁发生干扰，所以分离髁球盒仅调节非工作侧就可以制作修复体

C. 无工作侧侧方髁道角调节装置且后壁向后方敞开的𬌗架

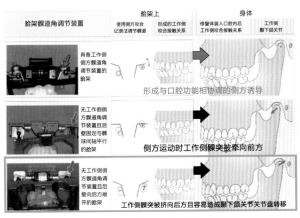

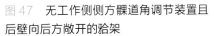

图 47　无工作侧侧方髁道角调节装置且
后壁向后方敞开的𬌗架

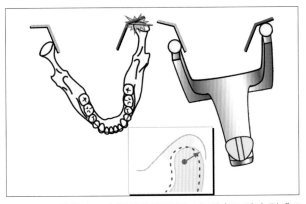

图 48　𬌗架上无工作侧侧方髁道角调节装置且后壁向后方
敞开

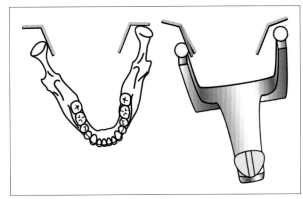

图 49　虽然非工作侧侧方髁道角可以调节，但是由于后
壁向后方倾斜，所以不发生接触

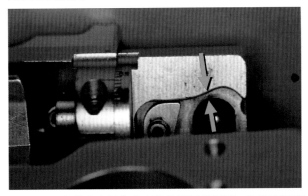

图 50　即使构建了合适的尖牙诱导，但是在口腔内形成 D
型诱导，工作侧髁突就会挤向后方，结果容易造成颞下颌
关节关节盘转移

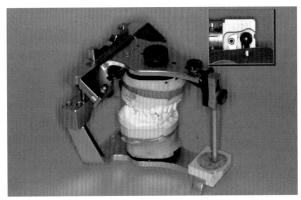

图 51　Denar Mark Ⅱ𬌗架

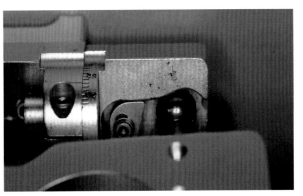

图 52　仅身体本身没有出现箭头所示的间隙，在偏离牙尖
交错位运动时髁突挤向后方

图 53　制作修复体时，确认髁道在调节过程中髁球与后
壁之间没有形成间隙

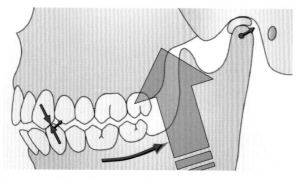

图 54 无抑制下颌向后的侧方前伸诱导，工作侧髁突就会挤向后方，颞下颌关节关节盘就容易前移

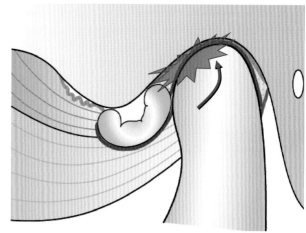

图 55 戴用制作完成的修复体进行侧方运动时，工作侧髁突超越生理性边缘位置挤向后方，结果较大的负载可能导致关节盘前移

工作侧髁突朝向后上方情况

在不具备工作侧侧方髁道角调节装置的半可调𬌗架上，虽然恰当地进行了面弓转移并取得了左右侧方咬合记录进行𬌗架的髁道调节，但是对于工作侧侧方髁道朝向后方的病例，在𬌗架上恰当地构建了尖牙诱导并制作形成后牙咬合分离的修复体，如图56~图59所示，戴用到口腔内，工作侧不但不发生后牙咬合分离，甚至还出现了后牙牙尖干扰。

同样，即使恰当地进行了面弓转移，并取得左右侧方咬合记录进行𬌗架的髁道调节，如果在不具备工作侧侧方髁道角调节装置的半可调𬌗架上制作修复体，尽管进行非工作侧髁道角调节，结果仍然会像图60~图63那样，戴用到口腔内时，非工作侧后牙发生了明显的牙尖干扰。

在实际临床上，为了在𬌗架上准确再现有意义的下颌运动，必须同时进行工作侧与非工作侧髁道调节，而且在此基础上只有非常熟练地使用𬌗架，才能获得疗效优良的治疗，进而让患者真正地满意。

工作侧髁突朝向后上方的病例

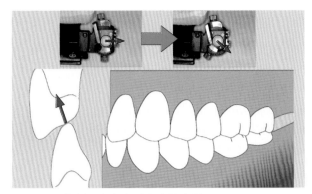

图 56　工作侧髁突朝向后上方的病例

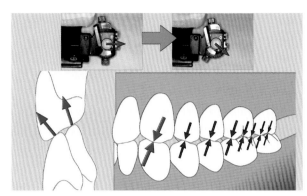

图 57　在平均值𬌗架上，即使后牙形成合适的覆𬌗、覆盖与咬合分离，在口腔内还是会出现牙尖干扰

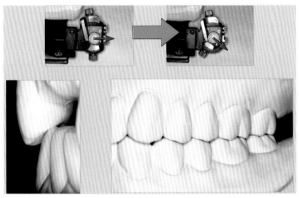

图 58　不具备髁道调节装置就不可能实现工作侧髁突的运动协调

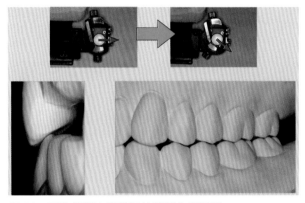

图 59　工作侧侧方髁道调节装置非常重要

非工作侧髁道角较大的病例

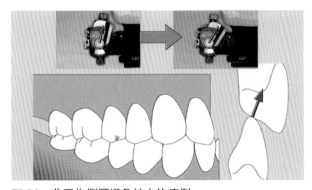

图 60　非工作侧髁道角较大的病例

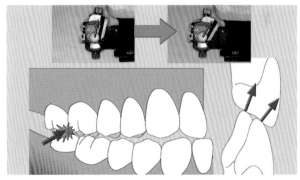

图 61　在平均值𬌗架上，即使形成了合适的覆𬌗、覆盖与咬合分离，实际还会出现牙尖干扰

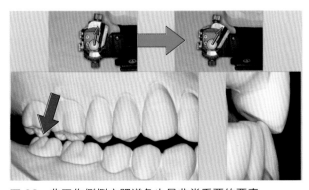

图 62　非工作侧侧方髁道角也是非常重要的要素

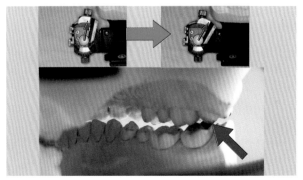

图 63　平均值𬌗架很难完成与口腔功能相协调的咬合重建

Part 11

第十一部分　咬合 7 要素 −6 ——咬合平面的位置

一、咬合平面位置的评价
宫本绩辅

二、蜡堤的制作基准
宫本绩辅，大薮广司

专栏：Wadsworth 𬔰架（Wadsworth articulator）
佐藤利英

一、咬合平面位置的评价
二、蜡堤的制作基准

决定咬合平面是实现咀嚼、吞咽、发音、美学等口颌系统功能协调的原则，其基准通常与鼻翼耳屏面（鼻翼下缘与耳珠上缘）平行，轻轻张口时大概与舌背位置一致。另外还以翼上颌切迹下方 7 mm 位置、磨牙后垫上方 1/3 位置、下前牙牙龈与唇黏膜移行部位上方 18 mm 位置、上前牙牙龈与唇黏膜移行部位下方 22 mm 位置等为基准。以咬合平面为基准的 Bonwill 三角与 Balkwill 角也是评价咬合平面的重要要素。

咬合 7 要素

1. 牙尖交错位的位置
2. 牙尖交错位的接触关系
3. 牙尖交错位的稳定性
4. 偏离牙尖交错位的诱导部位
5. 偏离牙尖交错位的诱导方向
6. 咬合平面的位置
7. 咬合平面的曲度

图 1　咬合 7 要素 -6——咬合平面的位置

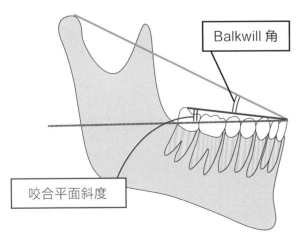

咬合平面：与鼻翼耳屏面（鼻翼下缘与耳珠上缘）平行

1. 咬合平面斜度：约 10°
2. Bonwill 三角：每边约 10 cm
3. Balkwill 角：约 22°

图 2　咬合平面的位置

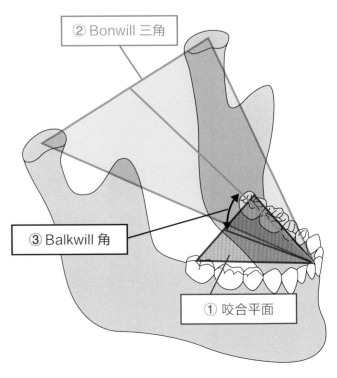

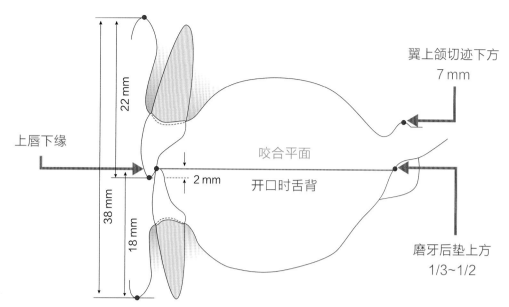

图 3 咬合平面的位置

印记在个别托盘把手上的患者本身上唇下缘的位置

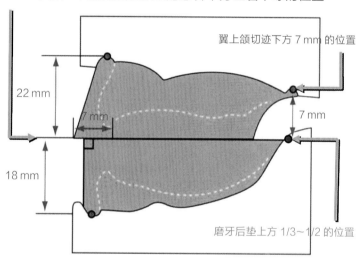

图 4 蜡堤制作基准

评价咬合平面的位置

1. 口唇
2. 翼上颌切迹
3. 磨牙后垫
4. 舌背

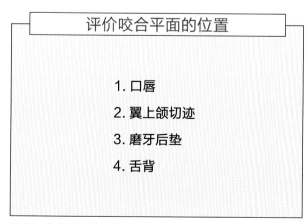

图 5 咬合平面的评价

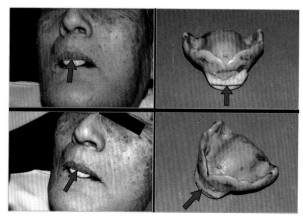

图 6 印记上唇下缘并作为准确的蜡堤制作基准

Wadsworth 殆架（Wadsworth articulator）

1919 年 Wadsworth 开发的可调性殆架，为了在殆架上部设定矢状咬合弯曲，配备了"咬合弯曲中心板"。虽然非工作侧侧方髁道角固定为 0°，但是髁突间距离具有调节性，而且髁道调节采用口内咬合记录法。

在上颌体安装"咬合弯曲中心板"，从髁球中心与切点以其距离为半径描记圆弧，并以其交点为中心在模型上描记同样大小的圆弧，结果就可以获得理想的 Spee 曲线。使用这个附属圆规描记圆弧的方法与后来 Broadrick 咬合平面分析板的理论相同。

Broadrick 咬合平面分析板是咬合平面分析和修复治疗时决定咬合平面的装置。此装置和 Wadsworth 一样设置与矢状面平行。根据 Spee 曲线、Bonwill 三角、Monson 球面等解剖学基准，连接下颌后牙颊尖顶形成半径为 4 英寸（约 10 cm）的曲线决定咬合平面。

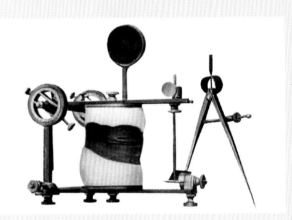

图 1 Wadsworth 殆架

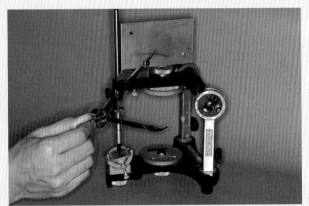

图 2 Hanau 殆架上安装的 Broadrick 咬合平面分析板

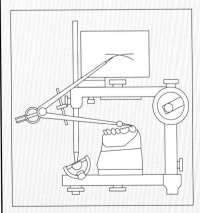

图 3 使用 Broadrick 咬合平面分析板决定咬合平面

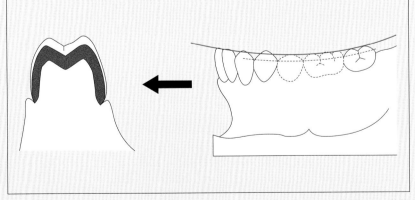

图 4 以咬合平面分析点为中心描绘 4 英寸（约 10 cm）圆弧，在模型上进行咬合平面位置和弯曲及牙齿磨除量的诊断

Part 12

第十二部分 | **咬合 7 要素 – 7 ——咬合平面的曲度**

一、咬合平面位置与曲度的设定

小出馨，松尾宽

二、诊断蜡型与临时修复体

儿玉敏郎，星久雄，小出馨

三、基牙制备

西川义昌，大西一男

四、实际的滴蜡技术

星久雄，木村义明

一、咬合平面位置与曲度的设定

▊ 咬合平面的曲度

每颗牙的咬合面构成牙列弯曲，即把"咬合平面弯曲"叫作咬合弯曲（Occlusal curve），主要通过矢状弯曲的 Spee 曲线（Spee，1890）、侧方弯曲的 Wilson 曲线、以筛骨鸡冠附近的中心形成半径为 4 英寸的球面——Monson 球面（Monson's spherical theory，1920）等介绍"咬合平面弯曲"。

建立在这些理论基础上决定咬合面位置的方法有 Wadsworth 𬤇架的咬合弯曲中心板、Broadrick 咬合平面分析板及 Proarch 咬合平面分析仪。

"咬合平面弯曲"影响每颗牙牙周组织功能压力的恰当分配、颞下颌关节的负载、后牙咬合分离量、避免牙尖干扰的要素、咀嚼时颊舌侧食物移送、活动义齿平衡咬合及咀嚼效率等。因此，牙列重建时"咬合平面弯曲"是正确分析诊断的必要要素。

1–1 矢状弯曲的设定
1–2 侧方弯曲的设定

咬合 7 要素

1. 牙尖交错位的位置
2. 牙尖交错位的接触关系
3. 牙尖交错位的稳定性
4. 偏离牙尖交错位的诱导部位
5. 偏离牙尖交错位的诱导方向
6. 咬合平面的位置
7. 咬合平面的曲度

图 1 咬合 7 要素 –7——咬合平面的曲度

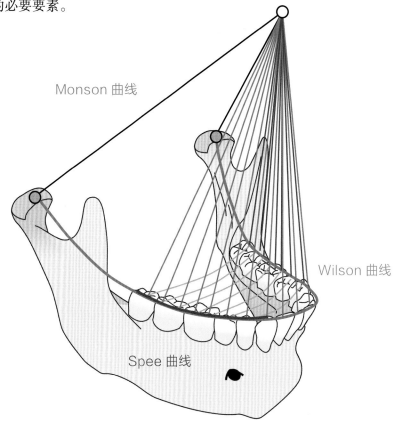

Monson 曲线

Wilson 曲线

Spee 曲线

图 2 咬合平面弯曲与牙周组织功能压力分配、颞下颌关节功能压力负载、咀嚼时食物移送、后牙咬合分离量、活动义齿平衡咬合等要素密切相关

1–3　Proarch 咬合平面分析仪

　　Proarch 咬合平面分析仪是在分析诊断 "咬合 7 要素" 中第 6 要素咬合平面的位置与第 7 要素咬合平面曲度的同时可以具体明示实际牙列咬合重建基准的装置。此装置专用于 Proarch 𬌗架，矢状弯曲与侧方弯曲都可以通过磁铁式装置进行简便地分析诊断。另外，专用的磁铁圈即使不用圆规而通过按钮式操作也可以分析咬合平面的位置与曲度，而且以髁球为基准的分析诊断非常容易实施。技师在操作时通过磁铁式装置可以巧妙地进行。

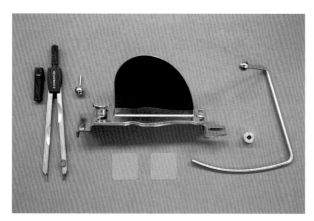

图 3　Proarch 咬合平面分析仪的开发

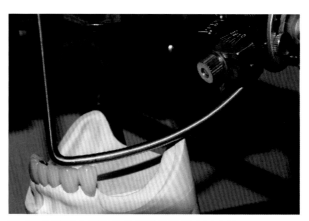

图 4　以髁球为基准的分析诊断非常容易实施

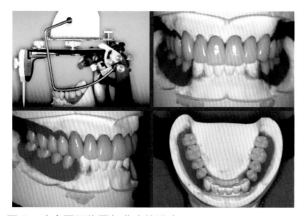

图 5　咬合平面位置与曲度的设定

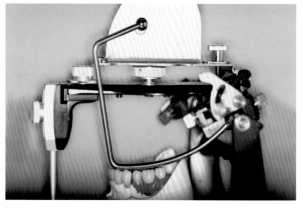

图 6　通过专用的磁铁圈技师操作也可以顺利地进行

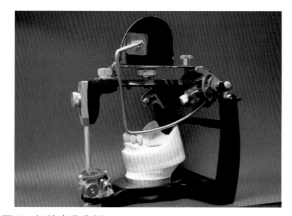

图 7　矢状弯曲分析

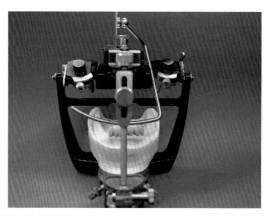

图 8　侧方弯曲分析

二、诊断蜡型与临时修复体
—— 以咬合 7 要素为基础的诊断蜡型要点

诊断蜡型在多数情况下可以形象而明确地决定具体的治疗目标等，对"终末诊断"非常有效，在制订治疗计划与治疗前诊断方面也必不可少。它在以改善功能与美学效果为目的进行牙列重建与咬合重建时，可以在三维空间具体地明示终末诊断，为准确且安全的治疗获得详细的信息。在最初进行诊断蜡型时，经常可以发现应该注意的问题及纳入治疗的重要事项。诊断蜡型在知情同意方面也非常有效，可以直接给患者介绍当前病症治疗后的状态。

制作诊断蜡型时，在"咬合 7 要素"的基础上纳入第一部分介绍的"前牙美学要素"与"后牙形态连续性的 20 个项目"，必须以最少的牙齿磨除量等最低限度的治疗介入实现形态与功能的协调，这样就可以把握终末诊断的状态。

这部分通过实际病例介绍诊断蜡型与临时修复体。

▌病例概要

患者为 51 岁女性，来院主诉颞下颌关节痛与左侧后牙咬合痛。3 年前后方牙齿接受治疗以后，发现颞下颌关节疼痛和关节杂音，并且经常感觉到左侧颞下颌关节部位疼痛，而且 1 周前开始左侧后牙咬合痛变得明显，于是来院就诊（图 9，图 10）。

口腔功能检查结果如图 11 所示。颞下颌关节侧方触诊开口时左侧滑移迟缓，随后发现左侧弹响。最大开口位时双板区上层无阻力，左右侧滑移量都充足，而且无下颌偏移。从下颌角部位进行颞下颌关节触诊，发现左侧脱臼弹响明显。通过 SCM recorder 进行髁突运动轨迹描记呈现典型的"8"字形，表示左侧还存在复位弹响（图 12）。

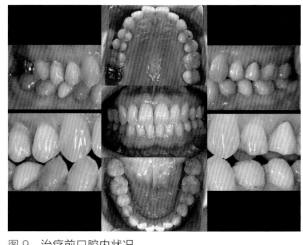

图 9　治疗前口腔内状况

1. 病情诊断

颞下颌关节病Ⅲa型（颞下颌关节关节盘可复性前移）。$\frac{5\ 4}{5\ 4}$ 早接触，$\frac{6\ 7}{6\ 7}$ 明显的非工作侧干扰。

2. 发病机制诊断

由于发现早接触和明显的非工作侧牙尖干扰，以及左后牙广泛的磨耗小面和颊黏膜较强的咬合线，所以怀疑伴有磨牙症的功能异常。据此推定非工作侧牙尖干扰导致了左侧外侧韧带伸展，出现相同部

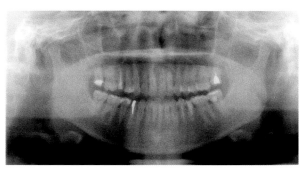

图 10　初诊时口腔全景片

位微小外伤引起疼痛。另外，左侧后牙牙科治疗导致垂直距离大幅度丧失与功能异常，推定为颞下颌关节关节盘前移的诱因。

3. 终末诊断

颞下颌关节病治疗首先考虑咬合是最主要的诱因之一，通过保守治疗，让患者配戴稳定型𬌗垫进行颌位修正、早接触与牙尖干扰处置及肌肉过度紧张的改善。颞下颌关节病治疗后进行临时修复，判断是否可以形成稳定的咬合，最后再进行终极的修复治疗。另外，关于颞下颌关节弹响，由于已经转变为慢性症状，所以不进行牙尖交错位颞下颌关节关节盘的复位治疗。

▌ 治疗

患者坐在牙椅上，在头部离开弹性头垫的自然头位状态下调整稳定型𬌗垫，2 个月后弹响与二腹肌后腹的压痛以外症状全部消退（图 14）。接着开始做诊断蜡型。

初诊时口腔功能检查结果						
★颞下颌关节触诊			★肌肉触诊			
	右	左			右	左
压痛	−	+	咬肌深层		−	−
弹响	−	+	咬肌浅层起始部位前缘		−	−
捻发音	−	+	咬肌浅层终止部位前缘		−	−
触知关节盘滑移	○	○	咬肌浅层下颌角部位		−	−
开口度		48 mm	咬肌浅层中央		−	±
			颞肌前部		+	+
			颞肌中部		±	−
			颞肌后部		−	±
			二腹肌前腹		−	−
			二腹肌后腹		±	+

图 11　初诊时口腔功能检查结果

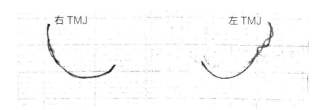

图 12　SCM recorder 描记的髁突运动轨迹

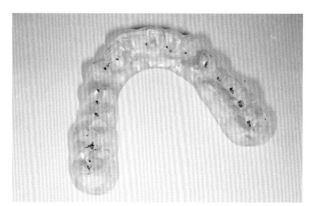

图 13　稳定型𬌗垫

𬌗垫治疗后口腔功能检查结果						
★颞下颌关节触诊			★肌肉触诊			
	右	左			右	左
压痛	−	−	咬肌深层		−	−
弹响	−	+	咬肌浅层起始部位前缘		−	−
捻发音	−	−	咬肌浅层终止部位前缘		−	−
触知关节盘滑移	○	○	咬肌浅层下颌角部位		−	−
开口度		50 mm	咬肌浅层中央		−	−
			颞肌前部		−	−
			颞肌中部		−	−
			颞肌后部		−	−
			二腹肌前腹		−	−
			二腹肌后腹		±	+

图 14　𬌗垫治疗后口腔功能检查结果

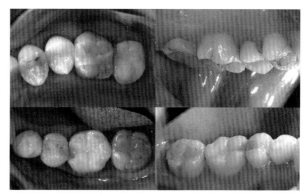

图 15　治疗部位 4̲ 6̲ 复合树脂，5̲ 金属烤瓷冠，7̲ 贵金属冠，4̲ 金属烤瓷冠，5̲ 瓷嵌体，6̲ 7̲ 复合树脂修复治疗

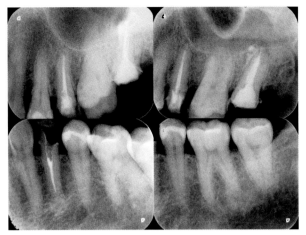

图 16　左后牙牙片

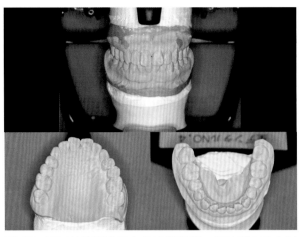

图 17　面弓转移到𬌗架上的诊断模型。通过侧方咬合记录再现下颌侧方运动，并在诊断模型上进行咬合诊断

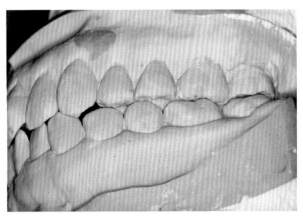

图 18　咬合 7 要素 –2. 牙尖交错位接触关系。治疗前咬合为 1 牙对 2 牙的接触关系（牙尖对边缘嵴的接触关系）

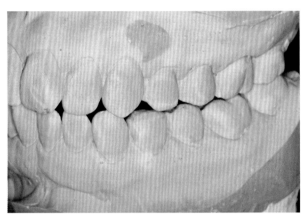

图 19　咬合 7 要素 –4. 偏离牙尖交错位的诱导部位，5. 偏离牙尖交错位的诱导方向。通过尖牙确立抑制下颌向后方的侧方前伸诱导，工作侧 $\frac{6\ 7}{6\ 7}$ 没有后牙咬合分离

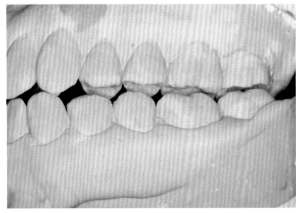

图 20　咬合 7 要素 –4. 偏离牙尖交错位的诱导部位，5. 偏离牙尖交错位的诱导方向。非工作侧 $\frac{6\ 7}{6\ 7}$ 没有后牙咬合分离，但也没有明显的牙尖干扰

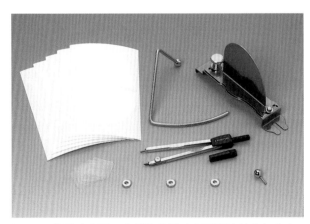

图 21　使用咬合平面分析仪分析咬合平面的斜度与曲度

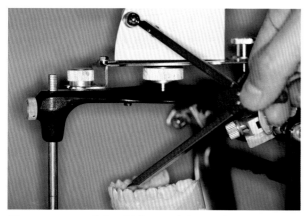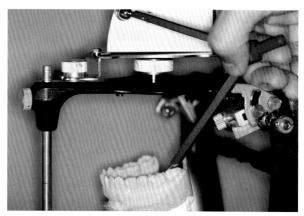

图 22，图 23　咬合 7 要素 –6. 咬合平面的位置，7. 咬合平面的曲度。前方基准点与后方基准点连接线的曲度大，特别是 $\frac{7}{7}$ 部位弯曲度突然变大，与其相对应的斜度也变大。因此后方磨牙部位不能形成咬合分离。另外，使用传统的圆规分析只能确认前方基准点与后方基准点连接线的曲度，不能准确进行斜度分析与侧方弯曲分析。然而，使用磁性的圆规与铁圈就可以及时恰当地根据同侧髁球获得后方基准点并进行曲度与斜度的分析

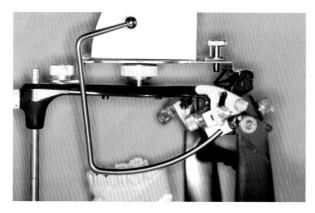

图 24　咬合 7 要素 –6. 咬合平面的位置，7. 咬合平面的曲度。如果使用磁性铁圈测量，就会发现从 $\frac{6\,7}{6\,7}$ 附近开始曲度与斜度突然变大。$\underline{7}$ 在进行修复时，为了获得恰当的后牙咬合分离量，必须预备出足够的间隙

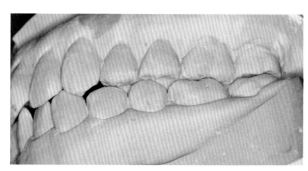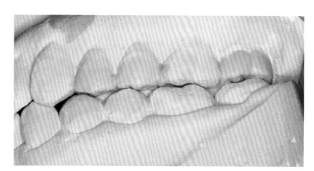

图 25，图 26　咬合 7 要素 –2. 牙尖交错位接触关系。探讨牙尖对边缘嵴到牙尖对窝咬合接触关系的改善

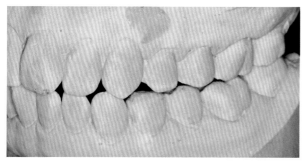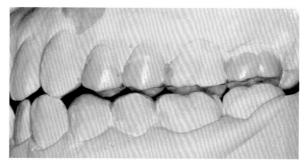

图 27，图 28　咬合 7 要素 –4. 偏离牙尖交错位的诱导部位，5. 偏离牙尖交错位的诱导方向。探讨工作侧后牙咬合分离量的改善

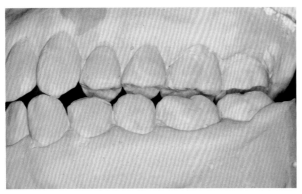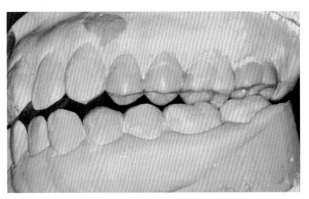

图 29，图 30　咬合 7 要素 −4. 偏离牙尖交错位的诱导部位，5. 偏离牙尖交错位的诱导方向。探讨非工作侧后牙咬合分离量的改善

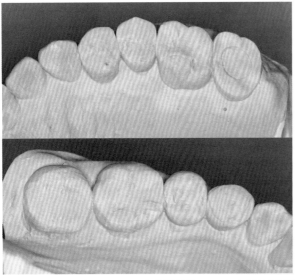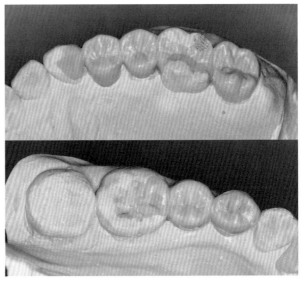

图 31，图 32　根据后牙形态连续性的 20 项形成的诊断蜡型。以咬合面为中心牙冠形态的改善

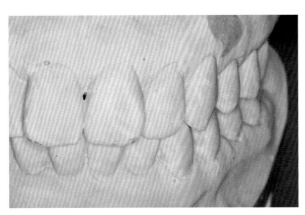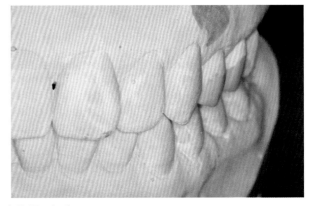

图 33，图 34　根据后牙形态连续性的 20 项形成的诊断蜡型。改善颊面角度

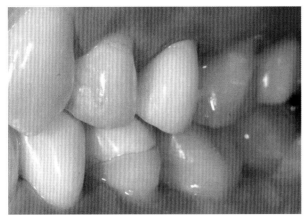

图 35 以诊断蜡型为基准制作的临时修复体（上下后牙颊面）

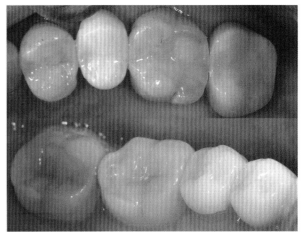

图 36 以诊断蜡型为基准制作的临时修复体（咬合面）

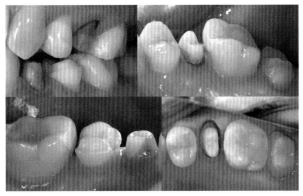

图 37 基牙预备。以诊断蜡型为基准进行基牙预备的口腔内状况

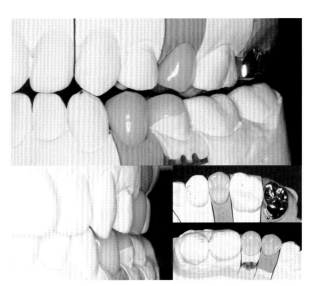

图 38 以诊断蜡型为明确基准制作的最终修复体

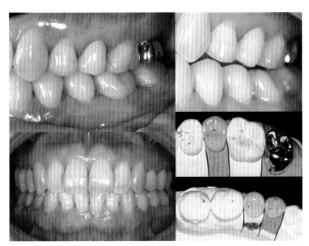

图 39 最终修复体安装完毕。咬合接触关系避免边缘嵴接触，在中央窝沟附件形成 3 点接触，基于后牙形态连续性 20 项实现后牙牙列形态与咬合接触关系的协调。偏离牙尖交错位确保形成恰当的后牙咬合分离量

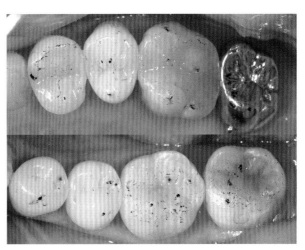

图 40 最终修复体安装完毕。咬合接触关系避免边缘嵴接触，在中央窝沟附件形成 3 点接触

三、基牙制备

基牙预备

修复体形态决定于基牙制备的形态。像图 42 那样轴面形态形成一个面，修复体也受其限制形成一个面的形态。然而，修复体一旦戴入口腔内，就必须承担功能方面、生物学方面、结构力学方面及美学方面的各种各样作用。这个病例结果就出现了美学与深覆盖的问题。这就是基牙预备重要性的原因。另外，左右口颌系统疾病发展的两大主要原因是细菌与力，为了提高预知性，充分考虑这两个因素非常重要。本部分内容在考虑到力的基础上进行后牙牙体制备，特别聚焦颊舌面与咬合面介绍制备标准。

1. 基牙预备的要点

基牙预备的基本要点如图 41 所示。

桑田先生把牙齿的轴面用 3 条基准线与 4 个交点组成的"3 面"来把握并作为造型的指标（3 面概念：图 43）。这 3 面从唇颊侧、舌侧、邻接的任何方向看都存在。

第一面是到颈缘高点的龈缘轮廓（穿龈轮廓：emergence profile）部分。如果以下颌第一磨牙为例，称作颊舌侧第一面到第二面外形等高线的牙冠中央基准面，一直连接到颊舌侧中央基准点，控制颊、唇、舌的生理性接近或接触程度。第三面是颊舌侧中央基准点与牙尖顶（颊侧咬合基准点）之间的部分，是控制力的面。

1. 与牙齿外形相似

2. 无倒凹

3. 具有足够的固位力与抗力形

图 41　全冠基牙预备的基本要点

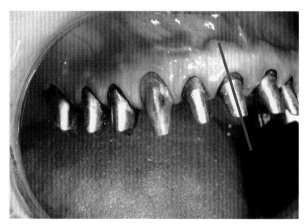

图 42　修复体决定于轴面预备的形态

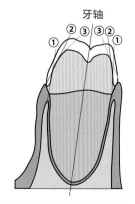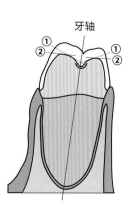

图 43　轴面与咬合面制备

基牙制备必须做到外形无倒凹、尽可能与修复牙冠外形相似、力学原理恰当、基牙预备标准与牙齿外形标准相同的3面组成（图44）。

2. 边缘位置（图45，图46）

修复体边缘的位置应该设置在健康的牙周组织上，或经牙周治疗后，虽有牙龈存在，但边缘的位置不侵犯最小生物学宽度、距离龈沟底部更靠近牙冠。如果根据实际临床具体地说，就是放置在直径与龈沟深度相匹配的排龈线上方靠近牙冠的位置。

衡量龈沟底位置的外形指标参考了游离龈的扇形形状。如果边缘位置设置于龈缘下方，边缘线就应该沿着游离龈的外形。

颊舌侧朝向中央部位描记弧线，朝向邻面根据扇形形状从轴面角部位向邻间隙的中央部位朝向上方描记弧形（图45）。如果错误地朝向邻间隙部位设置直线边缘，就会增加侵袭生物学宽度的风险。牙周组织对维持生物学宽度的反应结果就是导致邻间隙骨缺损。为了关闭黑三角把邻面边缘设置在龈下较深的位置，结果侵袭生物学宽度的风险就会增高，必须十分注意（图46）。

3. 后牙全冠的基牙预备标准

本部分把后牙全冠基牙预备分成颊舌侧轴面、近远中邻面、咬合面，介绍颊舌侧轴面与咬合面的制备要点。颊舌侧轴面由3面形成，分成功能侧与非功能侧介绍（图47）。

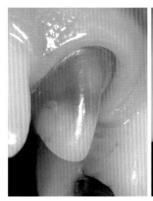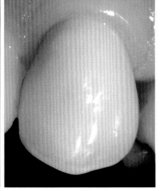

图44　考虑美学的3面制备

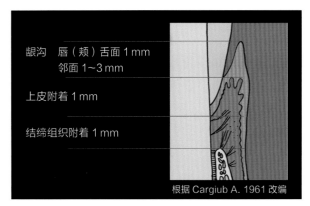

图45　边缘位置设定

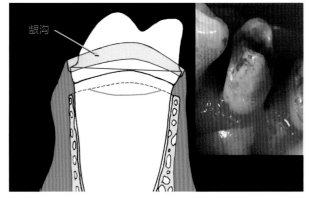

图46　边缘位置设置于龈下时参考牙龈的扇形外形

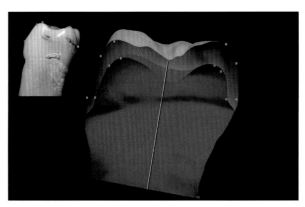

图47　轴面外形基准

1）轴面预备标准

（1）**功能侧轴面第1面**（图43，图48）

制备第一面使用微带锥度的车针，制备时车针中心线与牙齿长轴平行，位置位于颈缘高点靠近牙颈部一侧。

牙齿长轴在后牙颊舌侧大致向下敞开地倾斜。因此上颌后牙功能尖向外倾斜并朝向下颌牙的中央窝，下颌后牙功能尖向内倾斜并朝向上颌牙中央窝。设定第一面向内倾斜的理由是让修复体在构造力学方面具备最能对抗咬合力的形态。这个病例下颌后牙向内倾斜，Wilson曲线非常明显，下颌后牙部位的下颌骨也向内侧倾斜，这是口颌系统恰当分配力的结果。

（2）**功能侧轴面第2面**（图43，图48~图50）

第二面沿牙齿解剖学外形高点形成。这个面位于与外形等高线一致的颊侧牙颈部基准点与颊侧中央基准点之间，基本呈平面，占有牙冠很大的面积。

（3）**功能侧轴面第3面**（图43，图48，图50，图51）

第三面从颊侧中央基准点朝向牙尖，与自然牙向内倾斜的外形相比，在制备时稍微进一步加大了人工内倾。这样使修复体形成可以完全抵抗咬合力而不破损的形态。通过加大向内倾斜磨除牙体组织，使基牙牙尖顶的位置比本来牙尖顶的位置略微位于内侧。

	颊侧		舌侧
第1面	车针与牙长轴方向平行	第1面	车针与牙长轴方向平行
第2面	沿牙齿解剖学外形高点	第2面	沿牙齿解剖学外形高点
第3面	抗力形的人工内斜面	第3面	沿牙齿解剖学外形高点

图48　后牙颊舌侧基牙预备基准

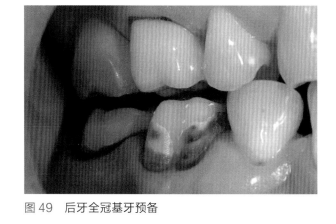

图49　后牙全冠基牙预备

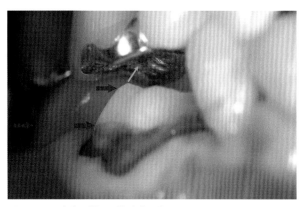

图50　牙尖与对颌牙的窝相对

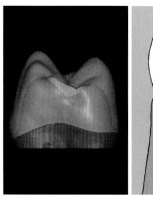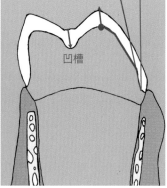

图51　通过内斜面的制备获得抗力形

（4）非功能侧轴面第 1 面（图 43，图 47，图 48）

使用车针制备第一面时，车针角度应与牙长轴平行。即制备成与功能侧轴面第一面大致平行。两邻面与颊舌面形成大致平行的面可以使冠获得最大的固位力。例如，在制备下颌磨牙的舌面时，为了避开舌体而增加了操作难度，从而误导轴面方向，结果一旦这部分磨除牙体组织量变少，冠的外形就会超出范围。

（5）非功能侧轴面第 2 面（图 43，图 47，图 48）

第二面沿牙齿解剖学外形高点形成。就像前面介绍的那样，这个面位于与外形等高线一致的舌侧牙颈部基准点和舌侧中央基准点之间，占有牙冠很大的面积。

（6）非功能侧轴面第 3 面（图 43，图 47，图 48）

第三面从舌侧中央基准点朝向牙尖，制备成类似于解剖学牙齿向内倾斜的外形。形成第三面可以获得恰当的牙尖间距离，结果就可以安装与构造力学协调且安全的全冠。

（7）轴面第 2 面制备的重要性（图 50）

轴面第二面的牙体组织磨除量如果不足，牙尖的位置就会偏向外侧，结果导致冠的固有牙尖间距离变大，承受危害性高的侧方力。

为了避免这种情况，首先必须理解，轴面第一面的方向（牙长轴方向）向内侧倾斜。接着必须仔细观察邻牙解剖学高点并与其协调地制备第二面，这点非常重要。制备第三面时确认基牙牙尖与对颌牙窝沟的对应关系。只有这样才能避免颊舌径变大的力学方面顾虑。

2）咬合面预备标准（图 52~图 54）

咬合面制备必须重点考虑施加于口颌系统的功能压力。

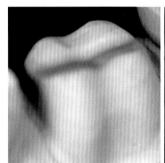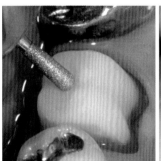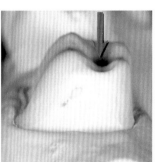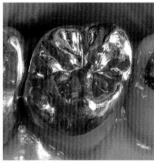

图 52，图 53　纽约凹槽（NY Groove）

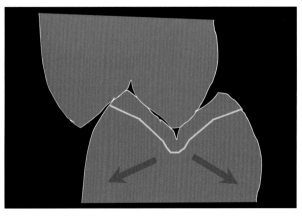

图 54　力的分散

（1）颊舌向制备标准

首先，为了对施加的功能压力具有足够的抵抗能力，咬合面的磨除量必须充分。尖嵴制备时为了形成相似的 2 面，应将中央沟窝部位制备成较深的凹槽（纽约凹槽：NY Groove）。这 2 面制备 + 咬合面中心的凹槽形成较深的沟，是咬合面制备的重点，以此为基础就可以通过牙尖交错位稳定的 3 点接触简单地形成正中止。

纽约凹槽（NY Groove）与咬合面中间沟的形态不相似，而是制备成更深的沟，但是距离髓腔还有一定距离，而且露髓的风险较低。靠近中央窝沟的咬合面第一面制备成与尖嵴相似的形态，第二面制备的形态应比解剖学尖嵴形态更接近于水平的角度。这样可以防止偏离牙尖交错位时发生牙尖干扰，避免牙齿受到侧向力的作用。这样的制备也是基于口颌系统承受功能压力的考虑（图 54）。

（2）近远中向制备标准（图 55~图 57）

天然牙咬合几乎都是牙尖对边缘嵴关系（cusp to ridge），然而修复体最好形成牙尖对窝关系（cusp to fossa）。为了形成牙尖对窝关系，在制备咬合面时，尽可能将相当于牙尖的部位与对颌牙的窝相对，对颌牙的牙尖与相当于窝的部位相对。明确制备牙的牙尖位置，可以正确重建边缘嵴位置与形态，最终防止食物嵌塞。

（3）所有面形成光滑的移行（图 58）

所有制备的面必须形成光滑的移行形态，这样可以防止应力集中。牙尖顶周围最终形成球状，其目的也是避免制备引起的应力集中。另外，边缘部位为了承受功能压力，必须制备成与圆锥形车针相对应的光滑斜坡形。

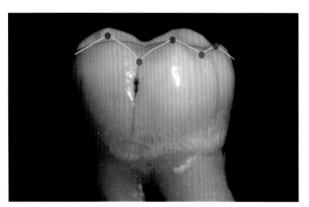

图 55　颊侧咬合基准点

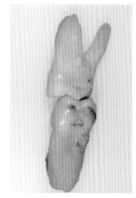

图 56　后牙咬合关系

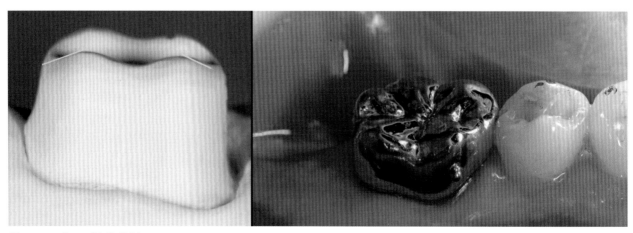

图 57　牙尖顶到边缘的斜面

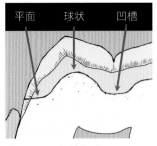

图 58 预备的概念

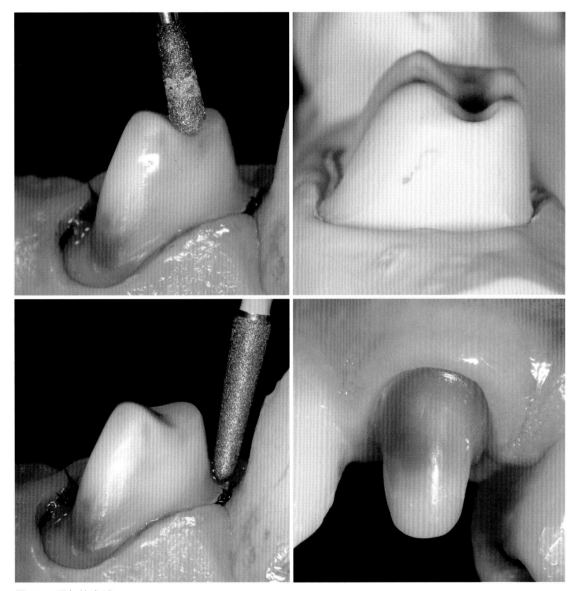

图 59 预备的实践

四、实际的滴蜡技术
——基于"咬合 7 要素"与"后牙形态连续性的 20 项"的滴蜡要点

近年来，尽管随着 CAD/CAM 制作的修复体不断增加，然而使用蜡与树脂成型，通过失蜡法制作修复体的技术仍然是主流，而且在日常工作中还非常多。传统的方法与 CAD/CAM 不同，由于制作者需要大量的制作时间，所以强烈要求缩短现场实际的制作时间。这方面最重要的是"准确迅速"地提高蜡型的制作效率。

因此本部分内容通过对"咬合 7 要素"和"后牙形态连续性的 20 项"的理解介绍"准确迅速"完成蜡型的合理技术。

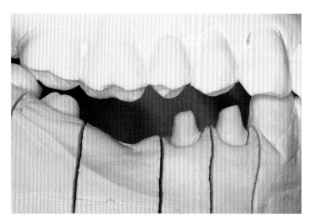

图 60　上完𬌗架的固定桥工作模型

⑦⑥⑤④固定桥。与对颌牙的位置关系虽然是 1 牙对 2 牙，但要尽可能避免牙尖对边缘嵴的咬合接触关系，设定 1 牙对 1 牙的牙尖对窝关系

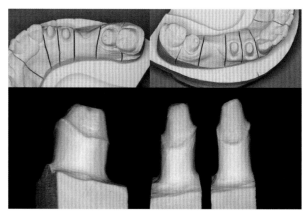

图 61　基牙可卸代型

基牙可卸代型不仅要露出边缘，而且要根据牙根形态修整可卸代型，以冠的轮廓形态为基准

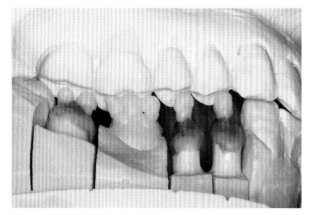

图 62　树立蜡锥体

给基牙涂布分离剂，首先滴内侧蜡。快速围绕边缘并超越边缘滴边缘蜡，牙冠蜡也用同样的方法制作并控制收缩。为了形成牙尖对窝的咬合接触关系，树立蜡锥体

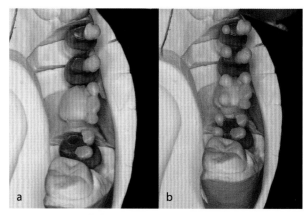

图 63　颊舌尖连续性

a. 颊尖位置连续性
b. 舌尖位置连续性

由于去除边缘多余的蜡和从代型上反复取下蜡型会影响密合性，所以最好到最后再进行操作

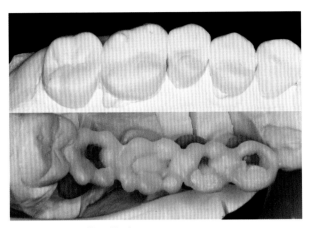

图 64　咬合面外形蜡型
　　制作边缘嵴蜡型，形成咬合面外形

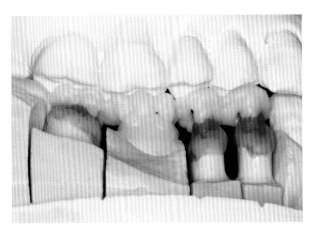

图 65　咬合面外形修整
　　根据与对颌牙的位置关系修整咬合面外形

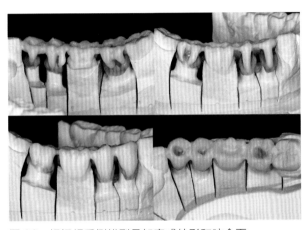

图 66　根据颊舌侧蜡型骨架完成外形和咬合面
　　连续在近远中边缘嵴和中央轴嵴滴蜡，完成外形以后再填埋轴嵴之间的部分，完成颊舌面外形和咬合面外形。此时注意邻接部位和边缘附近不要滴放太多的蜡

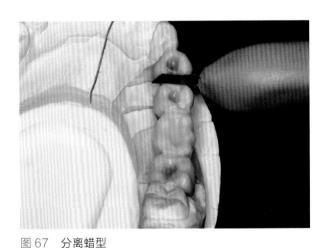

图 67　分离蜡型
　　完成颊舌面外形和咬合面外形后全部切断邻接部位，分离每一颗牙齿。邻接部位由于没有滴放太多蜡，所以容易分割

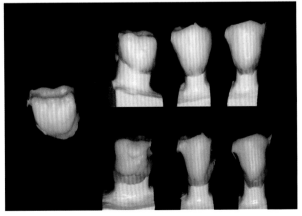

图 68　邻面蜡型
　　切断蜡型以后补足邻接与整个牙齿不足部分的蜡型，大致修整外形。到这步为止整个操作几乎都没有使用雕刻刀等工具进行雕刻和调整。滴蜡量太多会大幅度延长操作时间

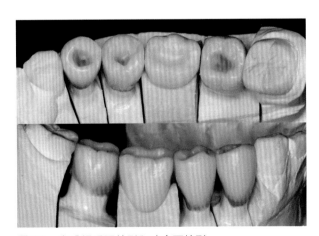

图 69　完成颊舌面外形和咬合面外形
　　此阶段开始使用雕刻刀修整颊舌侧和邻面外形，并把代型放回作业模型

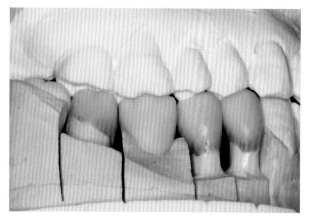

图70 形成咬合接触关系

到目前为止，剩下的操作仅是咬合接触关系。使用滴蜡器一边确认下颌偏离牙尖交错位运动一边构建咬合接触关系，形成大致的咬合面形态

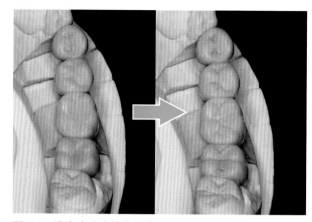

图71 设定中央主沟与副沟

完成咬合接触关系后咬合面的主要工作是设定中央主沟和副沟

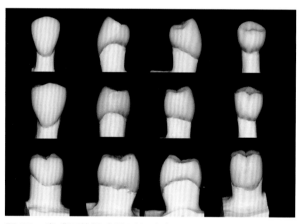

图72 完成冠的轮廓外形和咬合面

最后阶段去除边缘多余的蜡，修整整个冠的轮廓外形后再精修咬合面

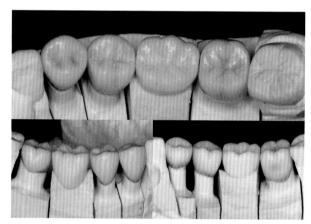

图73 完成蜡型

最后连接邻接部位并进行微调整，完成蜡型

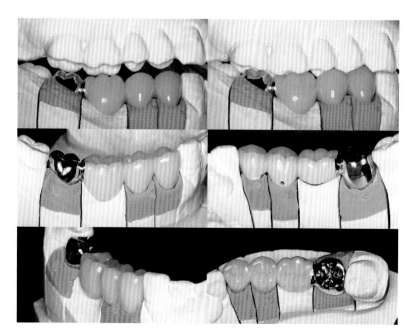

图74 完成的固定桥

蜡型如其名，其制作过程必须最低限度使用雕刻刀等，边滴蜡边制作形态。这里介绍的制作方法是以"咬合7要素"与"后牙形态连续性的20项"为基准，通过训练无论是谁都会在短时间内"准确迅速"地进行蜡型制作，最终完成形态与功能协调的修复体

Part13

第十三部分 | 𬌗架的特征与要件

一、各种𬌗架的特征
浅沼直树

二、𬌗架的类型与髁导装置
近藤敦子，千叶夏未

三、倒置式髁道调节的优点与调节方法
佐藤利英，高桥睦，松尾宽

四、下颌运动的再现
小出馨，小出胜义，白石大典

一、各种殆架的特征

　　临床上选择殆架的标准是根据使用目的必须完全具备决定下颌位置与再现下颌运动功能的调节装置，髁导类型特征必须符合使用目的。以下根据殆架的髁道调节功能、髁导类型及髁导装置分别介绍其分类。

根据殆架髁道调节功能分类

1. 单向运动式殆架
单向运动式殆架仅能做铰链运动，可以再现牙尖交错位。

2. 平均值殆架
平均值殆架以平均值再现开闭口运动轨迹与髁道。

3. 半可调殆架
　　通常半可调殆架具备矢状髁导斜度与非工作侧侧方髁道的调节装置，有的半可调殆架还具备工作侧侧方髁道角的调节装置，可以正确地再现侧方运动。所有半可调殆架都是通过咬合记录法进行髁道调节。

4. 全可调殆架
　　全可调殆架除了具备矢状髁导斜度与非工作侧侧方髁道的调节装置，以及工作侧侧方髁道角的调节装置，还具备工作侧侧方髁导斜度的调节装置，有的甚至还具备髁突间距离调节装置。通常使用运动面弓进行髁道调节。然而，即使具备很多的调节装置，但如果殆架最重要的正中锁不牢固，一定不适合制作修复体。这一点必须进行评估。

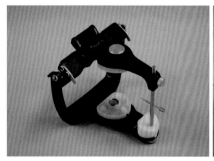 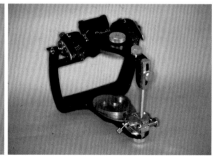 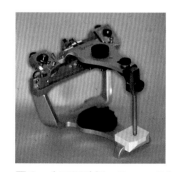

图 1　平均值殆架：Pro Arch Ⅰ G 型　　图 2　半可调殆架：Pro Arch Ⅳ G 型，　　图 3　全可调殆架：Denar D5
也具备工作侧侧方髁道角的调节装置

二、殆架的类型与髁导装置

根据髁导部位的式样分类

A. Arcon 型殆架：髁球位于下颌体，髁导装置位于上颌体，由于构造类似于身体的颞下颌关节，所以下颌运动容易理解。即使垂直距离发生变化，髁道也不会发生变化。

B. 非 Arcon 型殆架：髁球位于上颌体，髁导装置位于下颌体，由于与身体颞下颌关节的构造相反，所以理解下颌运动比较困难。殆架仅开闭口角度部分矢状髁导斜度发生变化。

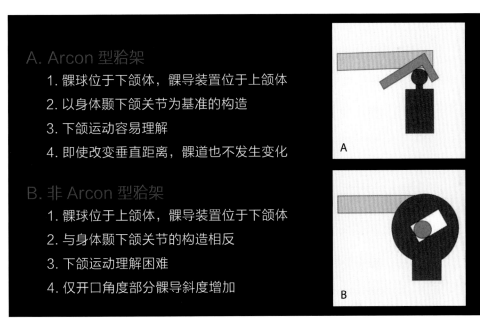

A. Arcon 型殆架

1. 髁球位于下颌体，髁导装置位于上颌体
2. 以身体颞下颌关节为基准的构造
3. 下颌运动容易理解
4. 即使改变垂直距离，髁道也不发生变化

B. 非 Arcon 型殆架

1. 髁球位于上颌体，髁导装置位于下颌体
2. 与身体颞下颌关节的构造相反
3. 下颌运动理解困难
4. 仅开口角度部分髁导斜度增加

图 4　根据殆架髁导装置形态分类

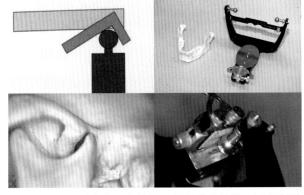

图 5　Arcon 型类似于身体颞下颌关节的构造，下颌运动容易理解

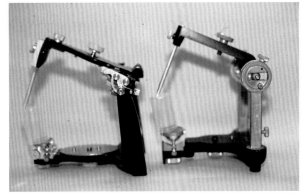

图 6　Arcon 型（A）和非 Arcon 型（B）。非 Arcon 型与身体颞下颌关节构造不同，髁球位于上颌体，理解下颌运动比较困难，髁导斜度随着开口度变化

根据髁导装置的构造分类

髁导装置的构造有箱型、槽型、双板型3种。

A. **箱型**：髁导装置呈箱子形态，上颌体与下颌体分离容易。

B. **槽型**：髁导装置呈沟槽形态，髁球与髁导装置不可分离。

C. **双板型**：通过上方髁导板与可以拆装的下方髁导板一起从上方与下方引导𬌗架的髁球。

A. 箱型
1. 髁导装置呈箱子形态
2. 全部为 Arcon 型
3. 上颌体与下颌体容易分离
4. 髁球容易离开髁导装置
5. 适合于冠和固定桥蜡型
6. 不适合活动义齿制作时的人工牙排列与调磨
7. 为了髁导调节，上颌模型不需要可以拆装制作
8. 容易进行髁道调节

B. 槽型
1. 髁球在槽中前后移动的构造
2. 既有 Arcon 型也有非 Arcon 型
3. 上颌体与下颌体分离比较困难
4. 髁球与髁导装置不可分离
5. 适合活动义齿制作时的人工牙排列与调磨
6. 不适合冠和固定桥蜡型
7. 为了髁导调节，上颌模型必须可以拆装制作
8. 髁道调节操作比较繁琐

C. 双板型
同时具备箱型与槽型双方的优点，补偿二者的弱点

图 7　根据髁导装置的构造分类

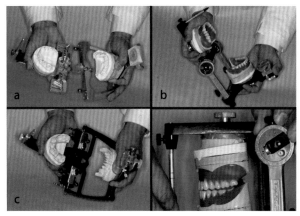

图 8　箱型（a）、槽型（b）、双板型（c）

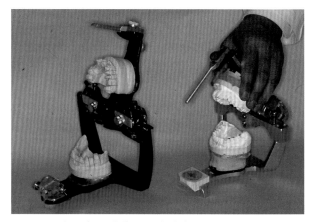

图 9　髁球设定形成的开口角度与安全性。Arcon 型不能获得足够的开口度，不能保持开口状态。双板型可以获得足够的开口度，同时也可以保持开口状态，对技师操作有利

三、倒置式髁道调节的优点与调节方法

殆架上应该再现的下颌运动是侧方边缘运动，为了实现这样的运动，殆架必须具备除矢状髁导斜度以外的非工作侧侧方髁道角与工作侧侧方髁道角的调节装置。因此笔者们开发了具备这些功能的 Pro Arch 殆架系列，30 年前开始应用于临床。Pro Arch 殆架系列具备倒置式髁道调节装置，属于 Arcon 型半可调殆架，而且调节的操作性与精度优越（图 10）。图 14~图 27 介绍了不会产生调节误差的有效髁道调节的操作步骤。

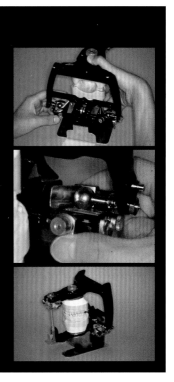

倒置式髁道调节的优点

1. 由于下颌是相对于头颅与上颌运动，所以容易理解下颌运动

2. 由于可以从视觉与触觉两方面确认髁导板的密合性，所以调节精度高

3. 由于通过上颌牙列定位下颌牙列，所以水平覆盖关系方面咬合记录法的稳定性良好，调节精度高

4. 通过咬合记录法上殆架，殆架下颌体重心偏移小，稳定性好，调节精度高

5. 使用髁道调节台进一步提高下颌体的稳定性，同时也提高髁道调节的操作性

图 10　倒置式髁道调节的优点

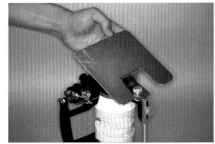

图 11　髁道调节台的安装

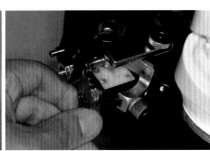

图 12　倒置殆架，解除正中锁

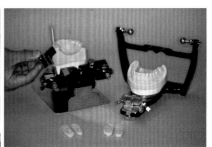

图 13　卸下髁道下方导板，使上颌体与下颌体分离，降低切导针

1. 一侧咬合记录密合
   - 调节矢状髁导斜度
   - 调节非工作侧侧方髁道角
2. 对侧咬合记录密合
   - 调节矢状髁导斜度
   - 调节非工作侧侧方髁道角
   - 调节工作侧侧方髁道角
3. 最初咬合记录密合
   - 调节工作侧侧方髁道角

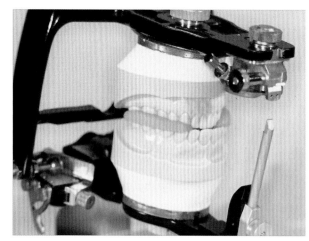

图 14，图 15　使用左右侧任何一侧侧方咬合记录安装下颌模型

1. 一侧咬合记录密合
   - 调节矢状髁导斜度
   - 调节非工作侧侧方髁道角
2. 对侧咬合记录密合
   - 调节矢状髁导斜度
   - 调节非工作侧侧方髁道角
   - 调节工作侧侧方髁道角
3. 最初咬合记录密合
   - 调节工作侧侧方髁道角

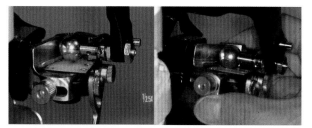

图 16，图 17　调节矢状髁导斜度，使上壁与髁球之间无间隙

1. 一侧咬合记录密合
   - 调节矢状髁导斜度
   - 调节非工作侧侧方髁道角
2. 对侧咬合记录密合
   - 调节矢状髁导斜度
   - 调节非工作侧侧方髁道角
   - 调节工作侧侧方髁道角
3. 最初咬合记录密合
   - 调节工作侧侧方髁道角

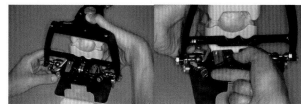
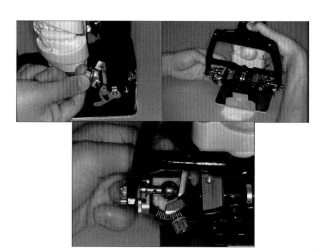

图 18，图 19　同样让侧方髁导板与髁球接触。此时不调节对侧工作侧侧方髁道角，通过调节对侧矢状髁导斜度，把调节误差控制到最低限度

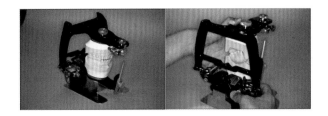

1. 一侧咬合记录密合
   - 调节矢状髁导斜度
   - 调节非工作侧侧方髁道角
2. 对侧咬合记录密合
   - 调节矢状髁导斜度
   - 调节非工作侧侧方髁道角
   - 调节工作侧侧方髁道角
3. 最初咬合记录密合
   - 调节工作侧侧方髁道角

图 20，图 21　通过咬合记录法同样地调节对侧非工作侧矢状髁导斜度

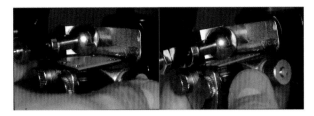

1. 一侧咬合记录密合
   - 调节矢状髁导斜度
   - 调节非工作侧侧方髁道角
2. 对侧咬合记录密合
   - 调节矢状髁导斜度
   - 调节非工作侧侧方髁道角
   - 调节工作侧侧方髁道角
3. 最初咬合记录密合
   - 调节工作侧侧方髁道角

图 22，图 23　非工作侧侧方髁道角调节完成后，调节工作侧侧方髁道角

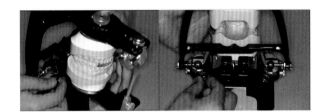
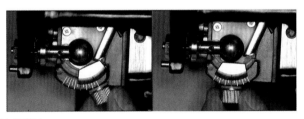

1. 一侧咬合记录密合
   - 调节矢状髁导斜度
   - 调节非工作侧侧方髁道角
2. 对侧咬合记录密合
   - 调节矢状髁导斜度
   - 调节非工作侧侧方髁道角
   - 调节工作侧侧方髁道角
3. 最初咬合记录密合
   - 调节工作侧侧方髁道角

图 24，图 25　再一次使用最初的侧方咬合记录进行最后的工作侧侧方髁道角调节

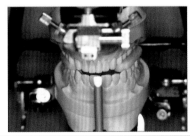
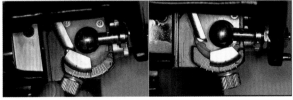

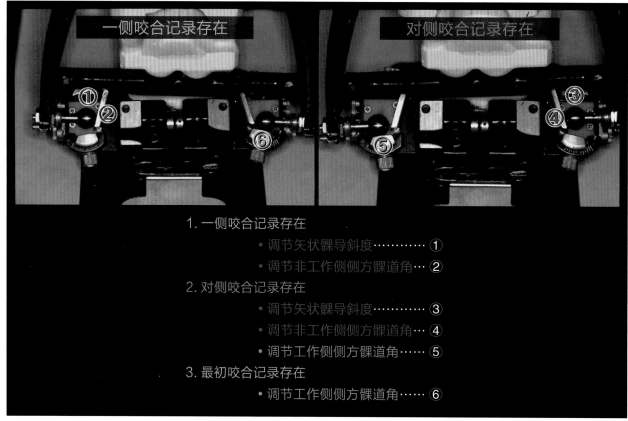

图 26　通过侧方咬合记录调节髁道的恰当方法

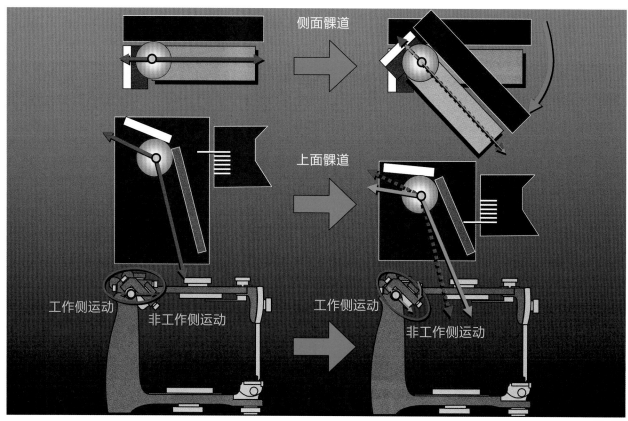

图 27　不产生调节误差的有效髁道调节的操作步骤。调节矢状髁导斜度后，通过非工作侧侧方髁道角与工作侧侧方髁道角的调节，可以进行不产生调节误差的有效髁道调节。如果从后面开始矢状髁导斜度调节，非工作侧侧方髁道角与工作侧侧方髁道角双方就会错乱，结果不能进行正确的髁道调节

四、下颌运动的再现

　　构建修复体咬合时，下颌运动后方诱导要素的左右髁突运动轨迹必须协调。因此在制作修复体时，必须在殆架上正确再现与患者上颌相对的下颌运动。

　　再现下颌运动特别重要之处必须明确以下 3 点：① 什么方法记录下颌运动比较好；② 记录怎样的下颌运动比较好；③ 殆架必须具备哪些调节装置。接下来总结并介绍这些要点。

再现下颌运动时应该明确的 3 个要点

1. 什么方法记录下颌运动比较好

2. 记录怎样的下颌运动比较好

3. 殆架必须具备哪些调节装置

图 28　下颌运动再现

1. 什么方法记录下颌运动比较好

　　殆架髁道调节方法有咬合记录法、咀嚼描记法、直接描记分析法、运动面弓描记法等。其中咬合记录法与其他方法相比不需要特殊的器材与设备，可以广泛应用于冠、固定桥及活动义齿、总义齿的病例，而且在短时间内可以熟练掌握并应用，是临床极其有效的方法。

　　这种咬合记录法是记录牙尖交错位与偏离牙尖交错位的两个下颌位置，通过直线连接两个位置并再现下颌运动的方法。这种方法的再现精度如果非工作侧侧方髁道距离牙尖交错位的移动量在 5 mm 以内取得咬合记录，那么临床上矢状髁道的再现精度就不会出现问题（图 32，图 33）。

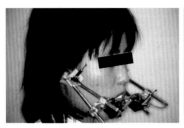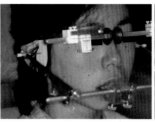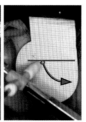

图 29　A：运动面弓描记法（Denar），B：直接描记分析法（ParaDent）

使用咬合记录法调节髁道

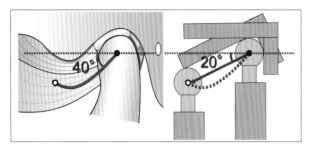

图 30　半可调𬌗架由于再现髁道两点之间的直线，所以如果取得的下颌移动量越大，就会含有曲线成分，结果就会出现较大的误差

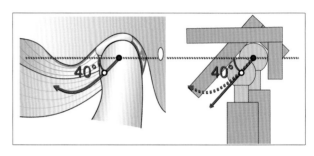

图 31　侧方运动时距离牙尖交错位 5 mm 的范围内矢状髁道基本呈直线，再现精度在临床上不会出现问题

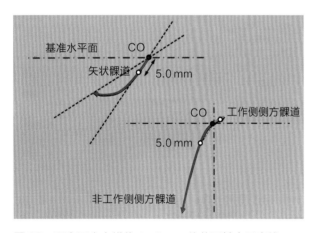

图 32　距离牙尖交错位 0~5 mm 的范围基本呈直线

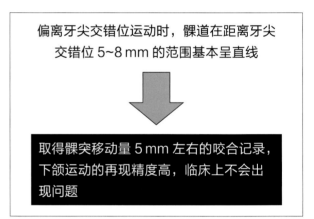

图 33　髁突移动到 5 mm 左右再现精度较高

2. 记录怎样的下颌运动比较好

　　𬌗架上应该再现的下颌运动是咀嚼运动的主体，是对修复体咬合面形态造成较大影响的侧方运动，根据再现侧方运动精度到多高的程度评价𬌗架的下颌运动再现功能。

　　通常咀嚼软或粉碎的食品时下颌运动发生在下颌边缘运动的中间区域，然而咀嚼硬的纤维性食品时咀嚼运动的轨迹大致与侧方边缘运动轨迹一致。另外，发生夜磨牙那样的异常功能运动时通常下颌运动的轨迹也大致与侧方边缘运动轨迹相同。

　　因此，构建咬合时为了应对这些下颌运动，不给颞下颌关节与咀嚼肌群造成危害，必须获取患者侧方边缘运动轨迹上左右偏离牙尖交错位的咬合记录，并且在𬌗架上再现这样的侧方边缘运动。

图 34　工作侧侧方髁道角与侧方诱导和牙尖位置的关系。由于工作侧侧方髁道角个人差异较大，而且对侧方诱导和牙尖位置的影响也较大，因此在𬌗架上再现的必要性极高

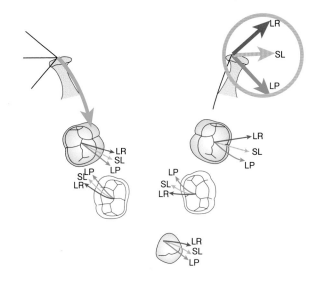

3. 𬌗架必须具备哪些调节装置

下颌运动后方诱导要素的颞下颌关节呈现以左右两侧髁突为中心构成的功能性复合关节状态。因此，制作修复体时为了在𬌗架上准确再现有效的下颌侧方边缘运动，𬌗架左右两侧髁道即非工作侧髁道与工作侧髁道必须可以调节。

非工作侧髁道通过矢状髁导斜度调节装置与非工作侧侧方髁道角调节装置再现，工作侧髁道通过工作侧侧方髁导斜度调节装置（上壁）与工作侧侧方髁道角调节装置（后壁）再现。

侧方边缘运动时工作侧髁突的移动量与非工作侧相比极小，通常其重要性不太引起重视。然而，作为侧方运动的要素，工作侧髁突的移动量与移动方向应该说存在明显的个体差异，所以此调节装置对下颌运动再现精度的影响非常大。

再现侧方运动

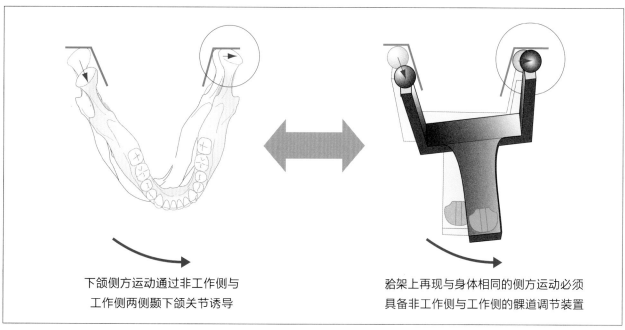

下颌侧方运动通过非工作侧与工作侧两侧颞下颌关节诱导

𬌗架上再现与身体相同的侧方运动必须具备非工作侧与工作侧的髁道调节装置

图 35　再现侧方运动

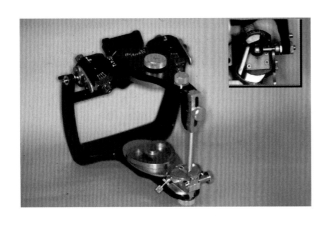

图36　Pro Arch Ⅳ型具备矢状髁导斜度、非工作侧侧方髁道角及工作侧侧方髁道角调节功能

　　另外，工作侧侧方髁道角（后壁）对修复体咬合面形态的影响与工作侧侧方髁导斜度（上壁）相比明显大得多，其量在2倍以上。如果进一步看质的影响，工作侧侧方髁道角对咬合面形态的影响与牙尖和尖嵴相关，如果制作修复体时不进行工作侧侧方髁道角调节，那么在口腔内修整到合适的咬合面形态就极其困难，多数情况下不得不重新制作。因此，𬭤架上具备工作侧侧方髁道角的调节装置（后壁）在临床上有效性极高。

　　另一方面，工作侧侧方髁导斜度与侧方偏离牙尖交错位的牙尖高度相关，即使不进行调节，一般通过侧方偏离牙尖交错位牙尖干扰部位的微调整，也能很容易地修整到合适的咬合面形态。因此，具备这种调节装置的作用比较小。实际上全可调𬭤架进行调节时工作侧侧方髁导斜度的调节在最后进行，然而通过此操作，结果容易把前面所有调节好的对咬合面形态影响更大的调节装置的诱导角度全部搞乱。

髁导要素			髁道调节影响度	质的影响	偏差幅度
再现侧方运动	工作侧	矢状髁导斜度	1	偏离牙尖交错位牙尖高度	20°
		非工作侧侧方髁道角	7	牙尖与诱导面的位置	25°
	非工作侧	工作侧侧方髁导斜度（上壁）	2	偏离牙尖交错位牙尖高度	100°
		工作侧侧方髁道角（后壁）	5	牙尖与诱导面的位置	100°

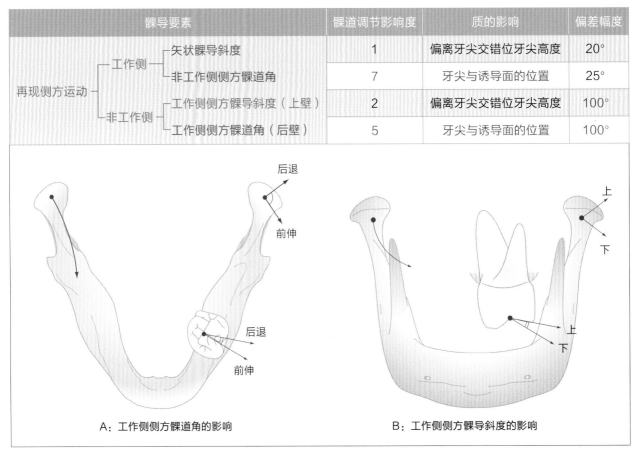

A：工作侧侧方髁道角的影响　　　　　　　　B：工作侧侧方髁导斜度的影响

图37　工作侧侧方髁道角与工作侧侧方髁导斜度调节装置质的影响比较

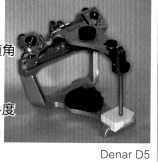

非工作侧髁道
- 矢状髁导斜度
- 非工作侧侧方髁道角

工作侧髁道
- 工作侧侧方髁导斜度
- 工作侧侧方髁道角

Denar D5

图 38　全可调殆架髁道调节装置

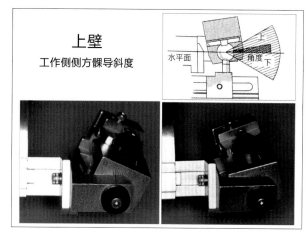

上壁
工作侧侧方髁导斜度

水平面　上
角度　下

图 39　上壁，工作侧侧方髁导斜度

　　而且，具备工作侧侧方髁导斜度调节装置的殆架，上颌体弯曲变形量无论如何都明显增加，这样看来应该说殆架的寿命因牙尖交错位再现功能大幅度降低而减少。因此，进行恰当的咬合重建时，工作侧侧方髁导斜度调节装置最好还是不要装备，即使已经装备，最好不要调节，固定在 0° 不变，就当作多余的装置。

　　综上所述，以口腔功能协调的咬合重建为目的，在殆架上再现下颌运动时，可以说具备矢状髁导斜度调节装置、非工作侧侧方髁道角调节装置及工作侧侧方髁道角调节装置（后壁）3 个装置最有效。

髁导要素			髁道调节影响度	质的影响	偏差幅度
再现侧方运动	工作侧	矢状髁导斜度	1	偏离牙尖交错位牙尖高度	20°
		非工作侧侧方髁道角	7	牙尖与诱导面的位置	25°
	非工作侧	工作侧侧方髁导斜度（上壁）	2	偏离牙尖交错位牙尖高度	100°
		工作侧侧方髁道角（后壁）	5	牙尖与诱导面的位置	100°

图 40　正中锁位置与殆架正确再现侧方运动应具备的髁道调节装置

全可调殆架的髁道调节装置

　　全可调殆架具备工作侧侧方髁导斜度调节装置，最后进行这个调节。然而这个操作对咬合面形态的影响更大，会搞乱其他所有调节装置的诱导角度。工作侧侧方髁导斜度调节装置使上颌体结构变得更复杂，弯曲变形增大，而且上颌体弯曲变形量增加导致正中锁松动。

工作侧侧方髁导斜度的影响

① 正中锁横向偏移

② 上颌体容易弯曲变形

③ 工作侧侧方髁导斜度调节搞乱其他所有髁道

图 41　工作侧侧方髁导斜度的影响

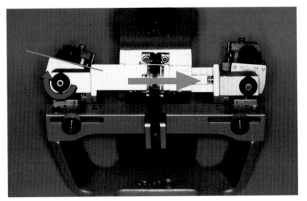

图 42 工作侧侧方髁导斜度的影响。① 正中锁横向偏移

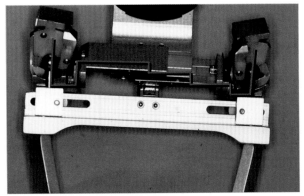

图 43 工作侧侧方髁导斜度的影响。② 上颌体容易弯曲变形；③ 上壁调节搞乱其他所有调节完成的髁道

使用成品塑料切导盘制作个性化切导盘

　　工作侧侧方髁道角调节后，通过交叉安装法使用成品塑料切导盘制作个性化切导盘。然而，必须注意，在没有工作侧侧方髁道角调节装置𬌗架的成品塑料切导盘上制作个性化切导盘代替工作侧侧方髁道角几乎没有意义。本来成品塑料切导盘的制作就是交叉安装法偏离牙尖交错位 2~3 mm 诱导的上下角度基准，或者以防止工作模型偏离牙尖交错位诱导部位的磨耗为目的，在力学方面并不能限制𬌗架的侧方诱导。侧方运动的关键不管怎样都是工作侧侧方髁道角诱导工作侧髁突。

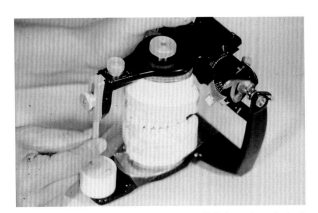

图 44 使用成品塑料切导盘制作个性化切导盘。本来成品塑料切导盘的制作目的就是防止偏离牙尖交错位诱导部位的磨耗，并不能限制𬌗架的侧方诱导

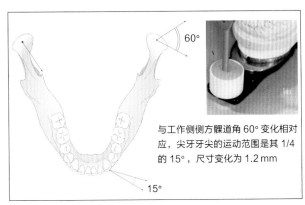

图 45 成品塑料切导盘导致侧方诱导的不可靠。切导盘上微小的误差就会给工作侧髁道角度带来约 4 倍的影响

Part14

第十四部分 ┃ 殆 垫

一、殆垫治疗的目的
浅沼直树，渡边正宣

二、殆垫的制作标准
高桥睦，水桥史

一、殆垫治疗的目的
二、殆垫的制作标准

　　殆垫主要用于颞下颌关节治疗，根据治疗目的分为 3 种，如图 1 所示。其中稳定型殆垫的使用频率非常高，作为保守治疗，图 2 所示的目的在临床上广泛应用。使用稳定型殆垫进行颞下颌关节治疗通常属于可逆性治疗，从口腔内卸下殆垫就会回到戴用前的状态。然而，实际上殆垫一旦安装到口腔内，通过去除记忆印迹就可以获得口颌系统的协调，而且变得舒适，这种状态下如果卸下殆垫，身体就不会接受戴用殆垫前的咬合，患者常常会出现各种各样不适症状。总之，必须了解殆垫治疗，即使短时间使用也可能成为不可逆的疗法。

　　另外，无论是长期夜间佩戴或比较短时间佩戴，还是 24 小时佩戴的病例，牙列自身都可能出现牙齿伸长或压低的变化。因此，临床上殆垫不可以简单地使用，应该根据各种殆垫的治疗目的与适应证、殆垫的作用、正确的设定基准及控制调整的要点慎重使用。

3 种殆垫

1. 稳定型殆垫

2. 下颌前方调位殆垫

3. 枢轴型殆垫

图 1 　3 种典型的殆垫

稳定型殆垫的治疗目的

1. 调整颌位
2. 减轻颞下颌关节负载
3. 减轻肌肉负载
4. 去除记忆印迹
5. 去除早接触
6. 去除牙尖干扰
7. 形成恰当的侧方诱导
8. 维持复位的关节盘
9. 修正变形的关节盘形态
10. 恢复咀嚼功能
11. 防止修复体破损

图 2 　稳定型殆垫的治疗目的

殆垫的作用

| 睡醒时 | 戴用后数日内通过本体感受性反射降低肌肉活动，减轻颞下颌关节与肌肉的负担。可以期待肌肉与颞下颌关节症状改善 |
| 睡眠时 | 睡眠中由于不发生本体感受性反射，所以仅前牙部位殆垫可能通过功能异常大幅度增加颞下颌关节与肌肉的负荷 |

图 3 　睡醒时与睡眠时殆垫的作用

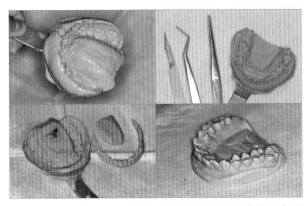

图 4 　殆垫制作使用刀片等适当修整藻酸盐印模的形态后灌注石膏

殆垫制作标准

1. 磨牙腭侧牙颈部位于不侵犯舌的活动空间位置
2. 为了确保强度，前牙腭侧设置在距离牙颈部 5~7 mm 的位置
3. 前磨牙腭侧形成前牙与磨牙部位的移行形态
4. 为了确保强度与固位力，唇颊侧必须具备足够的长度
5. 为了防止破损和指甲状连接牢固，唇颊侧边缘形态不形成移行形态而形成对接接头
6. 为了抑制异物感，腭侧形态与黏膜面形成移行形态
7. 为了防止尖牙腭侧为中心的破损，在此部位添加透明树脂增加强度
8. 前牙形态为尖形且倒凹量大的病例，内面形成间隙或选择薄板
9. 有勒紧感的情况下调整切牙远中切角与前磨牙舌侧牙颈部比较有效。适合性调整时，卸下前在外表面做记号
10. 使用下颌时为了不侵犯舌的活动空间，舌侧边缘一般到牙颈部，确保倒凹量少的唇颊侧有足够的长度与强度

图 5　殆垫制作标准

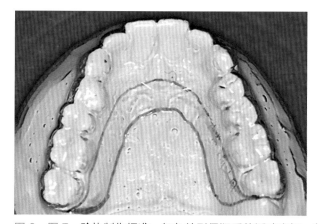 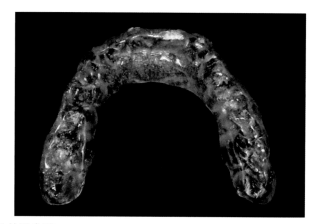

图 6，图 7　殆垫制作标准。红色外形侵犯舌的活动空间。蓝色外形合适

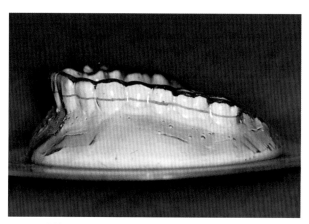 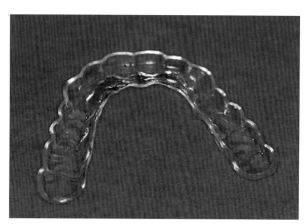

图 8　殆垫唇颊侧边缘外形

图 9　唇颊侧边缘形成对接接头，腭侧与黏膜形成移行形态

稳定型的设定基准

1. 为了防止长期使用和维持功能异常时的髁突位置导致牙齿伸长，形成全牙列接触型
2. 通常适用于可以构成恰当前牙诱导的上颌
3. 下颌位的设定尽可能在息止颌间隙范围内少许抬高
4. 去除记忆印迹后在本来的肌位设定下颌位
5. 后牙部位仅让下颌颊尖接触
6. 上下反复咬合形成全牙列均匀接触
7. 确保正中止
8. 磨除前方终止点，向前方解放
9. 保留后方平衡点
10. 偏离牙尖交错位时形成后牙咬合分离
11. 前伸运动时形成正中诱导
12. 侧方运动时形成尖牙诱导
13. 由于侧方诱导通过下颌位的修正容易出现早接触与牙尖干扰，所以减轻肌肉症状并在肌位形成稳定的接触状态
14. 尖牙诱导确实形成抑制向后方的前伸侧方诱导
15. 为了不诱发功能异常，所有表面完全抛光，形成光滑的面
16. 为了把吞咽障碍降到最小，实现形态和功能与周围组织协调
17. 充分考虑发音障碍
18. 完成前牙唇面时须考虑美学要素
19. 最后使头部离开头托，在自然头位上下反复咬合确认咬合接触关系

图 10　稳定型的设定基准

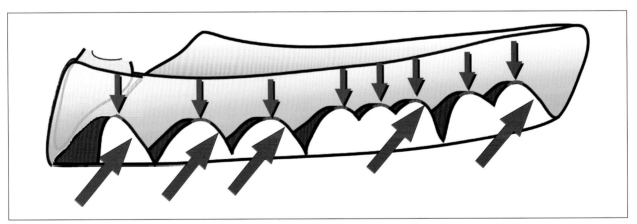

图 11　剩余的正中终止与平衡，磨除前方终止，向前解放

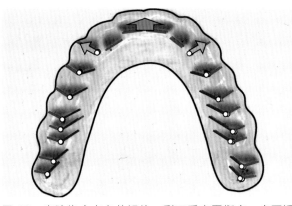

图 12　磨除终止点向前解放，剩下后方平衡点。尖牙诱导形成抑制向后方的前伸侧方诱导

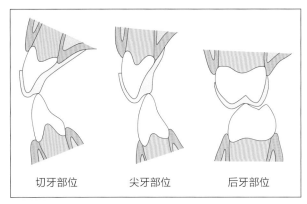

切牙部位　　尖牙部位　　后牙部位

图 13　殆垫切牙、尖牙、后牙部位的咬合关系

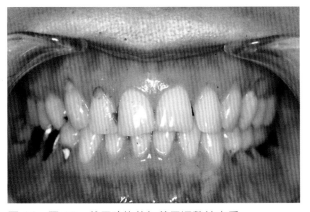
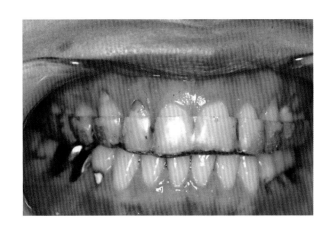

图 14，图 15　戴用殆垫前与戴用调整结束后

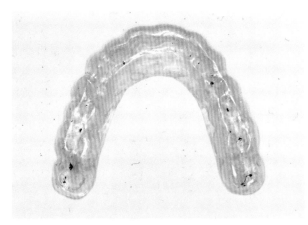
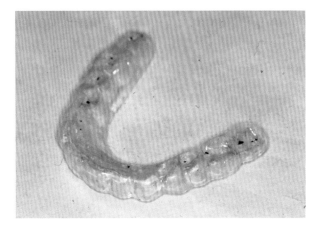

图 16，图 17　调整后的殆垫。头部离开弹性头托，在自然头位进行上下反复咬合并确认咬合接触

第十五部分　临床病例

一、上颌总义齿，下颌可摘局部义齿病例
小出馨，浅野荣一朗，小野寺保夫

二、上颌总义齿，下颌种植固定修复病例
田中希代子，儿玉敏郎

三、上下颌种植固定修复病例
浅野荣一朗，八卷由贵夫，星久雄

四、正畸病例
浅野荣一朗，服部乃莉子

五、颞下颌关节病病例
田中希代子，三浦康伸

一、上颌总义齿，下颌可摘局部义齿病例

病情概要

58 岁女性。来院主诉上颌整体固定桥脱落。3 年前自费接受全口治疗，2 周前上颌整体固定桥脱落，虽然重新粘接固定，但是昨天再次脱落，今天从他院来院就诊。口内检查发现上颌残根都存在大量软化牙本质，不能保存。下颌两侧后牙部位装着游离端固定桥，5̄有明显的咬合痛。全身无特殊既往史，有吸烟习惯。

初诊时行口腔功能检查，未发现颞下颌关节与肌肉的特别异常。口腔卫生状况不良，下颌切牙重度牙周病，无法保留。

诊断

1. 病情诊断

3 1｜1 3 4：残根伴重度龋坏；2 1̄｜1̄ 2：牙周病 3 度。

2. 发病机制诊断

口腔卫生不良和吸烟导致了牙齿重度龋坏和 3 度牙周病状态。

3. 终末诊断

使用治疗义齿治疗，充分说明细菌检查的结果并彻底进行刷牙等口腔卫生指导。劝其戒烟，尽可能使其自己管控口腔卫生。然后再进行检查，最后进行最终修复治疗。

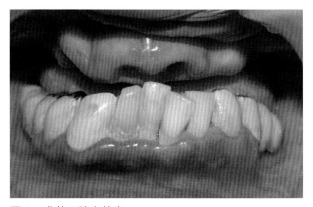

图 1　术前口腔内状态

治疗

1. 拔除 3 1｜1 3 4 与 2 1̄｜1̄ 2，佩戴治疗义齿，进行刷牙等口腔卫生指导。

2. 患者可以良好地维持口腔卫生状况后实施牙体牙髓与牙周治疗，最后进行修复治疗。

3. 上颌总义齿。下颌基牙为刚性平行栓道装置的局部附着体活动义齿。

4. 咬合模式为两侧平衡型舌侧集中𬌗。

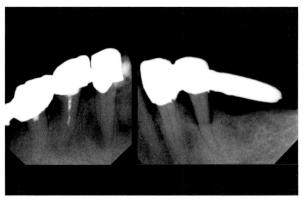

图 2　术前牙片

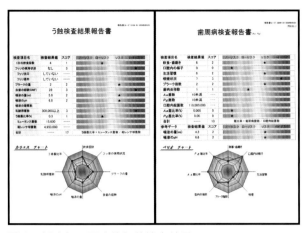

图 3　龋病与牙周病的细菌检查结果

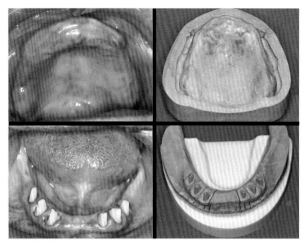

图 4　牙周治疗与牙体牙髓治疗结束后开始修复治疗

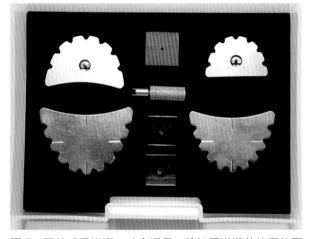

图 5　哥特式弓描记、咬合记录、𬌗架髁道调节使用的哥特式弓描记装置

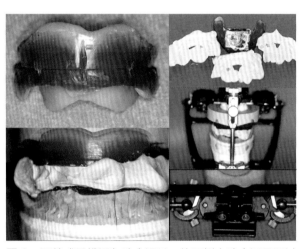

图 6　哥特式弓描记与咬合记录。使用侧方咬合记录通过工作侧与非工作侧髁道调节装置在𬌗架上正确再现侧方边缘运动

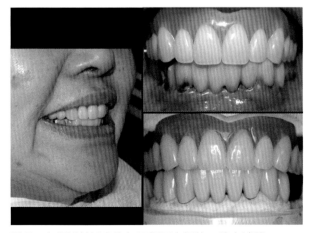

图 7　上颌蜡基托义齿与下颌固定桥的口腔内试戴

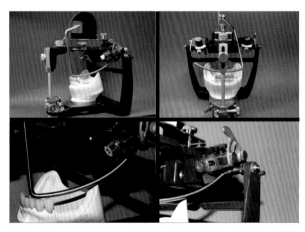

图 8　使用 Pro Arch 咬合平面分析仪设定咬合平面的位置与曲度

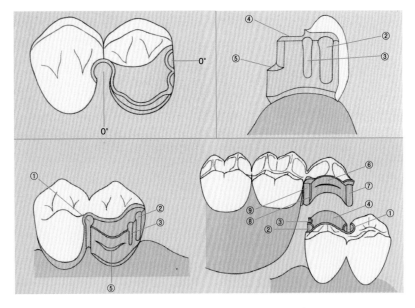

图9 局部平行栓道附着体的组成。① 内侧栓道；② 远中引导栓道；③ 摩擦固位栓道；④ 功能面肩台；⑤ 舌侧肩台；⑥ 稳定臂；⑦ 内侧栓体；⑧ 摩擦固位栓体；⑨ 远中引导栓体

局部平行栓道附着体刚性支撑基牙装置的作用很大

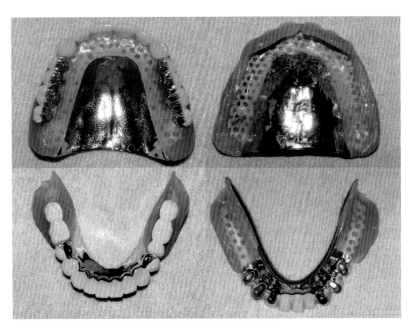

图10 咬合模式形成两侧平衡型舌侧集中𬌗。应用 e-HaQ Quattro Blade 人工牙金属基托

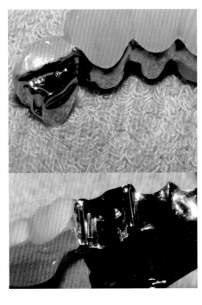
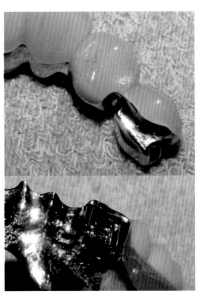

图11 基牙装置选择局部平行栓道附着体，形成坚固的支撑，可以有效实现力的正确分配

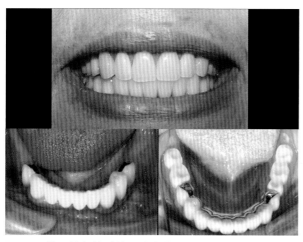

图 12 戴用修复体时的口腔内状况

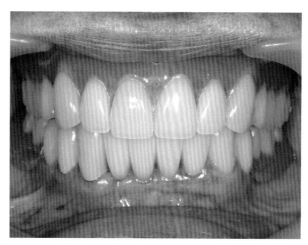

图 13 术后 4 年的口腔内状况。长期预后良好，患者十分满意

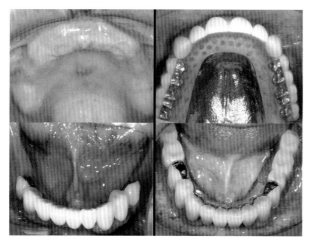

图 14 术后 4 年的口腔内状况

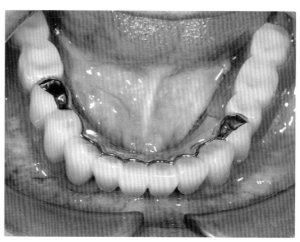

图 15 术后 4 年的口腔内状况

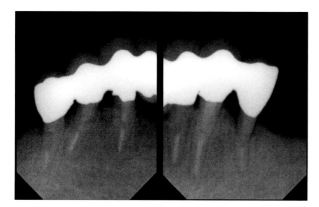

图 16 术后 4 年的牙片

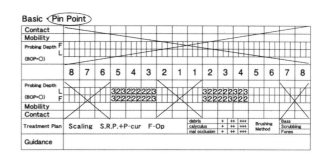

图 17 术后 4 年的牙周袋检查表

二、上颌总义齿，下颌种植固定修复病例

▌ 病情概要

58 岁男性。来院主诉"牙齿松动，难以咬东西，下前牙自然脱落，讲话困难"。最后一次接受口腔治疗为 4 年前，而且仅接受过急诊处理，未定期接受治疗，也无牙周病治疗既往史。无特殊全身既往史，有吸烟的习惯（40 支 / 日）。全口牙重度牙周病，牙齿不能保留。口腔功能检查结果未发现颞下颌关节与肌肉异常。

▌ 诊断

1. 病情诊断：全口重度牙周病。
2. 发病机制诊断：口腔卫生不良与吸烟。
3. 口腔卫生指导与禁烟后修复治疗。

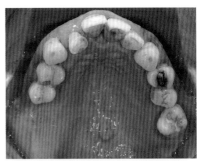
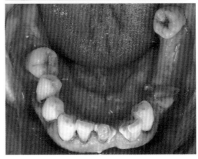

图 1　初诊时咬合面

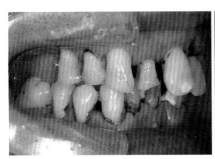
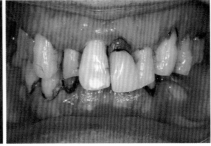
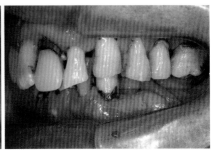

图 2　初诊时左右侧面、正面

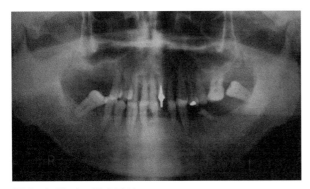

图 3　初诊时口腔全景片

	7	6	5	4	3	2	1	1	2	3	4	5	6	7	
B			*33	363	436	363	836	536	836	835	633	434	836		B
P			833	383	383	363	383	363	363	353	363	363	363		P

	7	6	5	4	3	2	1	1	2	3	4	5	6	7	8	
L	333			533	833	333	333		434	633		***		***		L
B	363			343	383	363	383		434	363		***		***		B
	7	6	5	4	3	2	1	1	2	3	4	5	6	7	8	

图 4　初诊时牙周检查

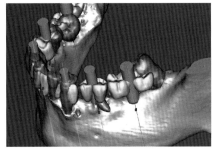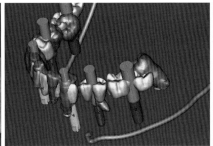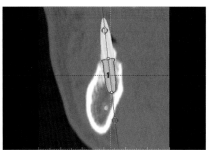

图 5　通过 Simplant 检查种植体植入位置

存在问题

- 牙周问题：全口余留牙重度牙周病，不能保留，牙齿洁治可能导致松动度增加
- 咬合问题：咬合破坏，牙尖交错位缺失
- TMJ 问题：触诊及口腔全景片未发现特殊异常
- 患者期望：尽可能不出现无牙齿状态。尽量缩短疗程，且避免全口总义齿修复

治疗方针

- 全口重度牙周病，余留牙全部不能保留
  →拔除全部牙齿
- 牙齿洁治可能导致松动度增加
  →不进行牙齿洁治
- 咬合破坏与牙尖交错位缺失
  →正确设定下颌位置。水平颌位使用哥特式弓描记法决定
- 尽可能不出现无牙齿状态，并尽量缩短疗程
  →上颌总义齿（即刻义齿）
  →下颌即拔即种即刻负重，全牙列植入 6 颗种植体

治疗计划

- 初期牙周治疗：此期间进行 Simplant 检查初期治疗目的是尽可能避免治疗开始前出现急性炎症，治疗中及治疗后患者自己管理意识与习惯的养成
治疗仅作为提高患者的积极性·刷牙指导·专业化牙齿清洁，不进行牙齿洁治
- 拔除全部余留牙
上颌：拔牙后即刻义齿修复
下颌：即拔即种（6 颗），通过种植体固定即刻负重义齿
- 下颌种植体周围组织修整：游离龈移植术，结缔组织移植术，牙龈整形
- 最终修复治疗

图 6　存在问题，治疗方针，治疗计划

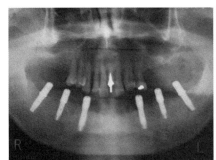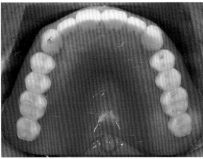

图 7　种植体植入后的口腔全景片　　图 8　即刻义齿戴入时的口腔内状态（上下颌咬合面）

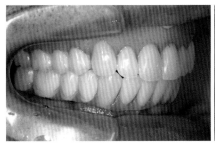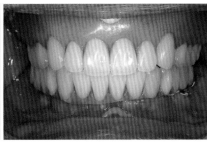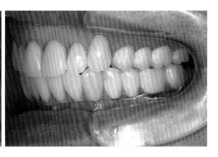

图 9　即刻义齿戴入时的口腔内状态（正面与左右侧）

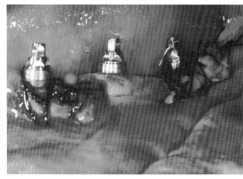

图 10　通过游离龈移植术修整软组织

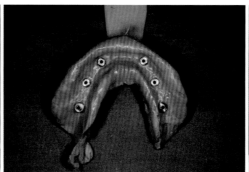

图 11　下颌精密印模

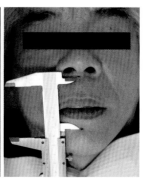

图 12　取咬合关系。以闭口时口唇接触位为基准

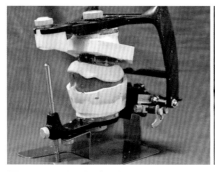

图 13　通过哥特式弓描记决定下颌位置。通过侧方咬合记录进行髁道调节

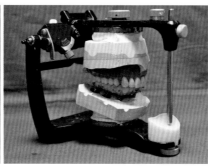

图 14　制作修复体

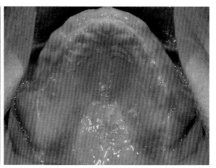

图 15　最终修复体戴入前口腔内状况（上颌咬合面）

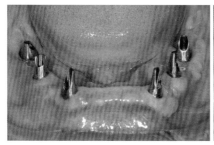

图 16　最终修复体戴入前口腔内状况（下颌正面）

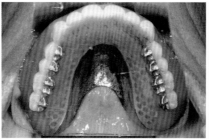

图 17，图 18　戴入最终修复体时上下颌咬合面

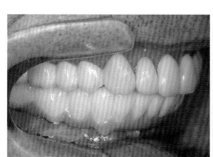

图 19　戴入后口腔内状况（右侧）

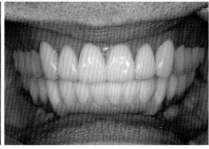

图 20　戴入后口腔内状况（正面）

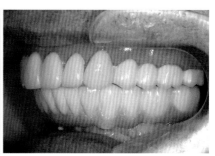

图 21　戴入后口腔内状况（左侧）

三、上下颌种植固定修复病例

▌ 病情概要

41岁男性，来院主诉上前牙固定桥脱落，全口牙松动，影响咀嚼。年幼时有严重的磨牙症，25岁左右开始有牙齿丧失，25岁以后出现一次必须拔几颗牙的状况，到目前为止接受过多次全口修复治疗。大约1个月前右侧颞下颌关节出现几次间断性绞锁，1周前上前牙固定桥脱落，随后发现右侧颞下颌关节弹响。

全身无特殊既往史，但是有抽烟习惯，而且烟瘾很大（每日30支左右）。

初诊时，口腔功能检查发现右侧颞下颌关节弹响并有明显的压痛。下方检查发现牙尖交错位附近有脱臼弹响。肌肉压痛主要位于右侧，二腹肌后腹两侧都比较明显。

口腔内检查发现全口口腔卫生不良，上下颌重度牙周病导致牙齿松动。

▌ 诊断

1. 病情诊断

颞下颌关节病：右侧颞下颌关节急性关节盘可复性前移（Ⅲa型）。全口重度牙周病。

2. 发病机制诊断

严重功能异常导致颊黏膜出现咬合线。与功能异常相关联的上前牙固定桥脱落导致咀嚼发音障碍。另外，美学效果不良引起压力增大及夜间功能异常加重，进一步导致后牙缺失，最终由外侧韧带与关节囊的伸展引起微小外伤和关节盘前移。

估计重度牙周病的诱因是口腔卫生不良与功能异常。

3. 终末诊断

由于余留牙几乎都不能保留，所以以保全上下颌残存牙槽骨为目的，早期制作即刻义齿。对于颞下颌关节病的治疗方案是在改善下颌位置偏移的同时改善咀嚼功能与美学效果。颞下颌关节治疗后进行最终修复治疗。

▌ 患者对治疗的期望

1. 由于还年轻，所以最终不想使用活动义齿治疗。
2. 美学效果优良，尽可能看上去很自然。

3. 到目前为止由于反复多次做了全口牙齿治疗，所以这次治疗结果尽可能维持较长时间。

4. 如果可以种植修复治疗，非常希望采取这种治疗方法。

治疗

1. 由于全口重度牙周病与多发性龋病，所以诊断除 $\overline{5}$ 以外的牙齿全部不可保留。但是，由于患者本人强烈希望全口种植修复治疗，所以医师决定在患者彻底禁烟与维持口腔卫生的基础上实施种植修复治疗。最终拔除全部余留牙。

2. 完成即刻义齿制作后拔除全口余留牙。通过即刻义齿修正颌位与改善咬合。据此维持复位的关节盘，用 1 个月改善颞下颌关节症状。

3. 3 个月后由于确认下颌位置稳定，所以通过 3D-CT 研究种植体植入位置。

4. 由于上颌骨质脆弱，因此两侧磨牙部位进行上颌窦提升的同时在 $\overline{7\,6\,4\,3\,2\,|\,2\,3\,4\,6\,7}$ 部位植入 10 颗种植体。

5. 下颌骨质良好，在 $\overline{7\,5\,3\,2\,|\,2\,3\,5\,7}$ 部位植入 8 颗种植体。

6. 对于严重功能异常的患者，在实施认知行为疗法的同时连接固定上部修复体。前牙诱导形成前牙组合，前伸运动由全体切牙诱导，侧方运动由尖牙形成抑制下颌向后的侧方前伸诱导。

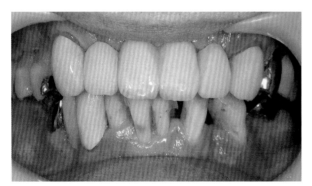

图 1　初诊时口腔内状况。除 $\overline{5}$ 以外的牙齿牙周袋很深，松动 2~3 度，不可保留

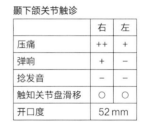

图 2　初诊时口腔功能检查

颞下颌关节触诊

	右	左
压痛	++	+
弹响	+	-
捻发音	-	-
触知关节盘滑移	○	○
开口度	52 mm	

肌肉触诊

	右	左
咬肌深层	+	-
咬肌浅层起始部位前缘	-	-
咬肌浅层终止部位前缘	-	-
咬肌浅层下颌角部位	-	-
咬肌浅层中央	+	-
颞肌前部	-	-
颞肌中部	-	-
颞肌后部	-	-
二腹肌前腹	+	-
二腹肌后腹	++	++

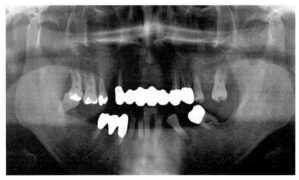

图 3　初诊时口腔全景片

检查日期　2008 年 3 月 1 日

图 4　初诊时牙周组织检查结果

颞下颌关节触诊

	右	左
压痛	−	−
弹响	−	−
捻发音	−	−
触知关节盘滑移	○	○
开口度	53 mm	

肌肉触诊

	右	左
咬肌深层	−	−
咬肌浅层起始部位前缘	−	−
咬肌浅层终止部位前缘	−	−
咬肌浅层下颌角部位	−	−
咬肌浅层中央	−	−
颞肌前部	−	−
颞肌中部	−	−
颞肌后部	−	−
二腹肌前腹	−	−
二腹肌后腹	±	±

图 5　戴用治疗义齿 1 个月后的口腔功能检查

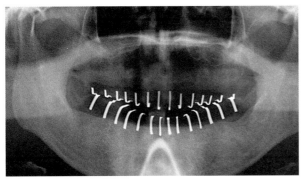

图 6　术前口腔全景片检查。使用贴有铅皮的外科导板确认颌位关系及冠根比，选定最终修复体

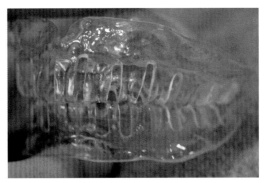

图 7　去除唇颊侧贴有铅皮的外科导板

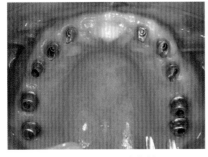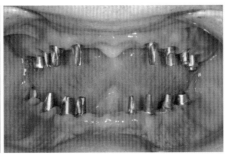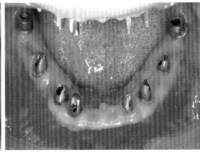

图 8　种植体植入后口腔内状况

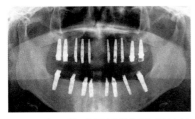

图 9　使用外科导板拍摄的种植体植入后口腔全景片

图 10　种植体植入后的三维 CT。确认种植体植入的位置和角度。确认上颌窦与种植体位置关系和下颌皮质骨与种植体位置关系，以及是否准确地植入了预定的位置

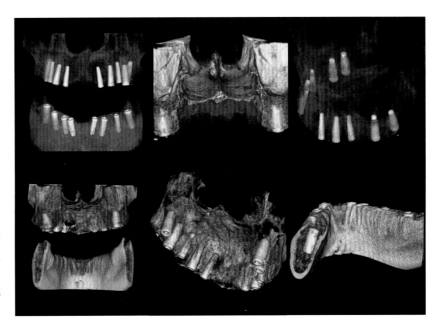

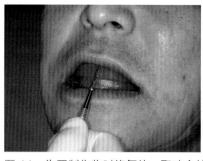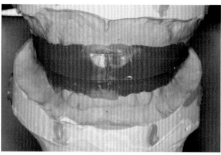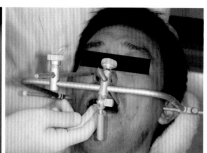

图 11　为了制作临时修复体，取咬合关系与面弓转移，模型上𬌗架

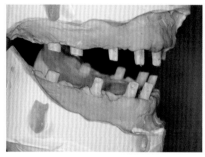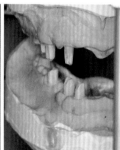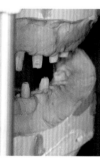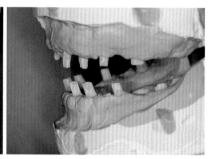

图 12　临时修复体制作基准

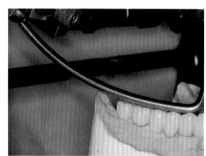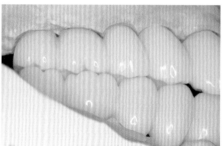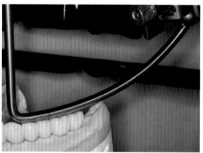

图 13　制作临时修复体。咬合 7 要素 −2. 牙尖交错位的接触关系，7. 咬合平面的曲度

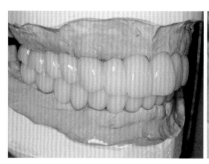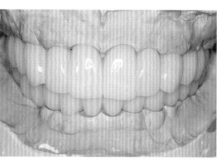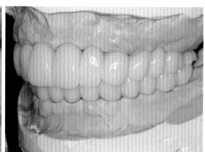

图 14　实现形态与咬合 7 要素协调，以后牙形态连续性的 20 项为基准完成的临时修复体

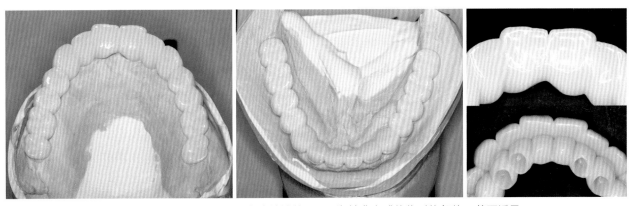

图 15 实现形态与咬合 7 要素协调,以后牙形态连续性的 20 项为基准完成的临时修复体。前牙诱导

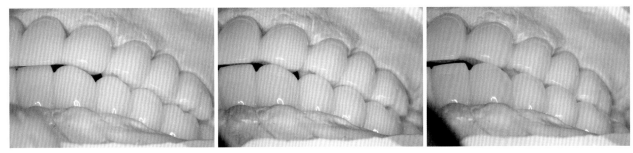

图 16 设定侧方诱导。形成抑制下颌向后的侧方前伸诱导

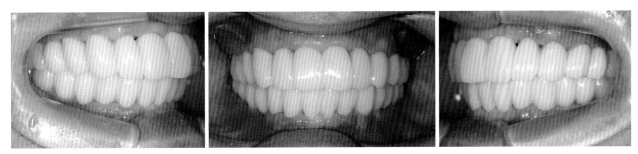

图 17 戴入口腔内并调整完成的临时修复体

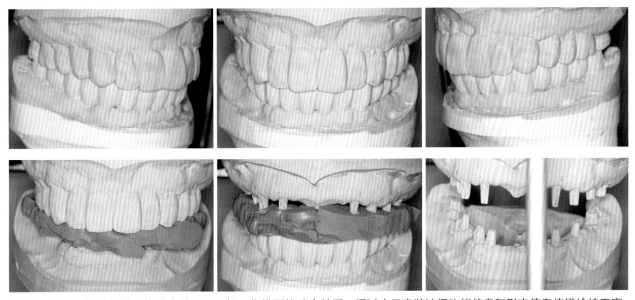

图 18 根据上颌工作模型的咬合关系和下颌工作模型的咬合关系,通过交叉安装法把功能信息和形态信息传递给技工室。以此信息为基础进行交换操作制作最终修复体

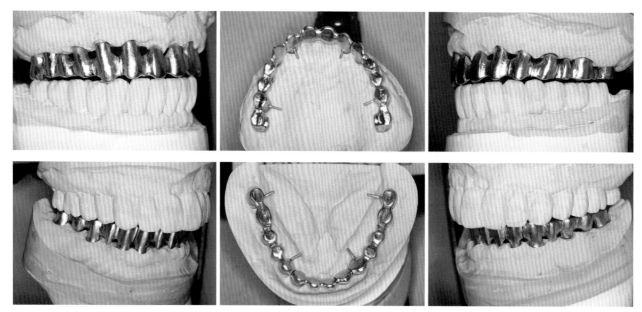

图 19　金属基底制作也有了明确的标准，使技师制作变得简单可靠

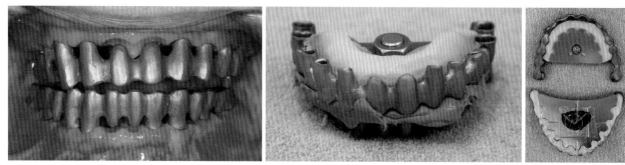

图 20　口腔内试戴金属基底。在上下金属基底上安装哥特式弓描记装置，取咬合记录

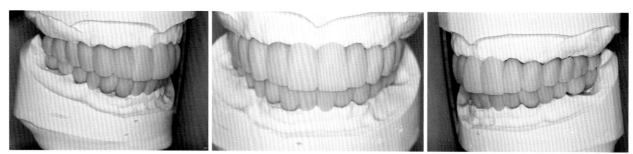

图 21　置换成焊接的模型，把所有牙冠恢复成树脂，口腔内试戴

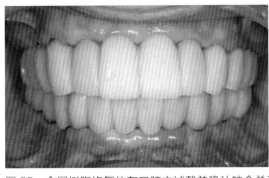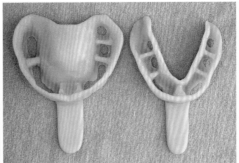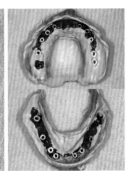

图 22　金属树脂修复体在口腔内试戴并确认咬合关系。在口腔内以形成最终基牙为目的使用个性化基台转移印模的开窗托盘，使用塑形树脂固定转移杆，取得基台转移印模

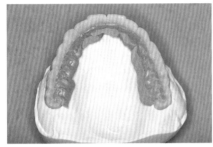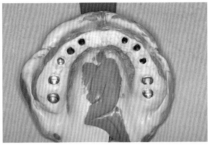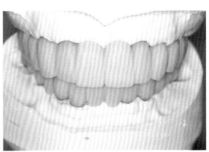

图 23　在口腔内试戴并取得再安装用咬合关系和含有软组织信息的基台转移印模，然后置换模型上𬌗架。这样整体信息与操作过程中产生的误差进行抵消，结果就可以安心地转入最终步骤

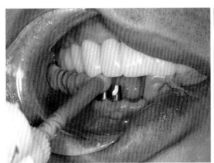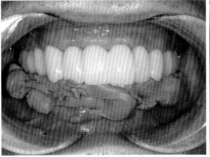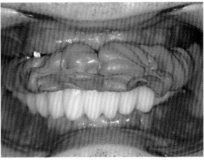

图 24　使用交叉安装法取咬合关系

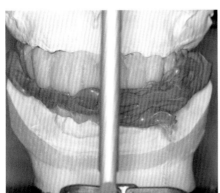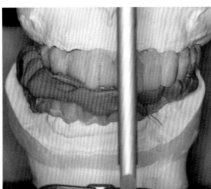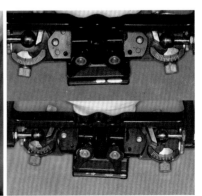

图 25　工作侧与非工作侧髁道角的调节。操作中产生微弱的髁导误差也可以在最后通过侧方咬合记录再一次调节

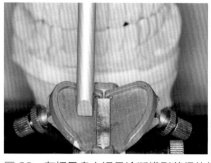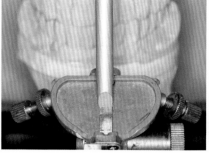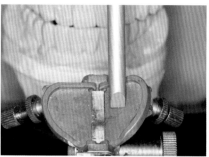

图 26 在切导盘上记录诊断模型获得的切导斜度

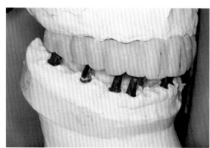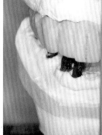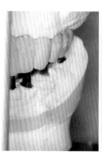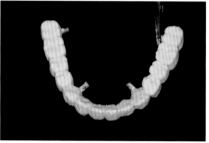

图 27 下颌上瓷。上瓷时剩余的基准是从单颌开始堆塑

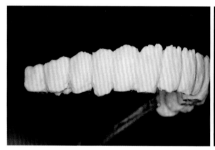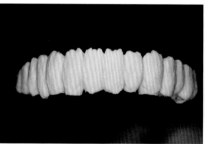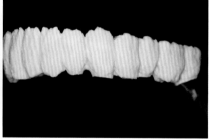

图 28 下颌上瓷。明确的基准是在内部进行微微染色就可以安心堆塑

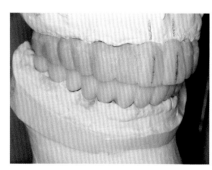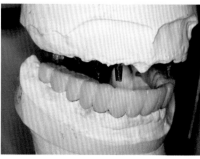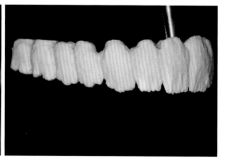

图 29 上颌上瓷。下颌上瓷完成后进行大致的形态修整，然后以下颌为基准堆塑上颌

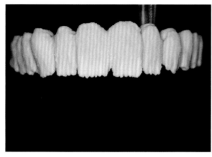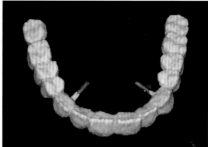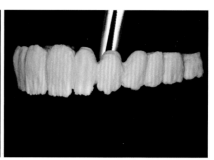

图 30 上颌上瓷

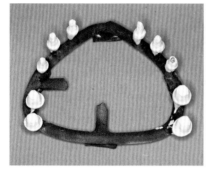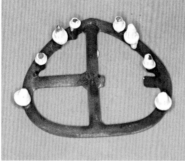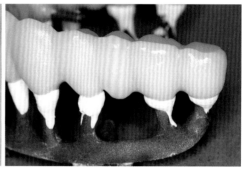

图 31 上下颌固定桥陶瓷烧结可用个性化烧结支架。这种个性化烧结支架对防止烧结变形非常有效

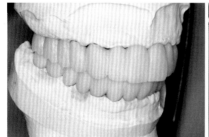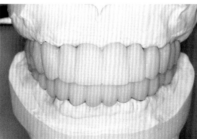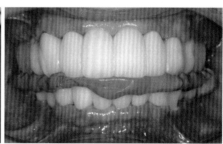

图 32 牙颈部周围软组织与形态协调。为了确认咬合接触关系，进行上釉抛光前试戴，然后取咬合记录

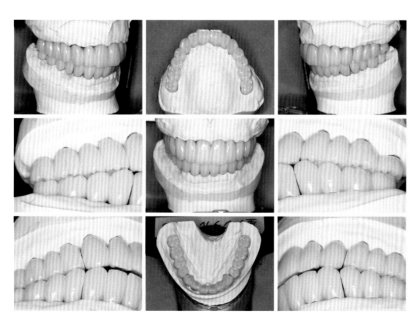

图 33 再一次上𬭤架后完成全部制作过程。牙尖交错位咬合接触关系为一牙对一牙（牙尖对窝关系）。形成抑制下颌向后的侧方前伸诱导与后牙咬合分离

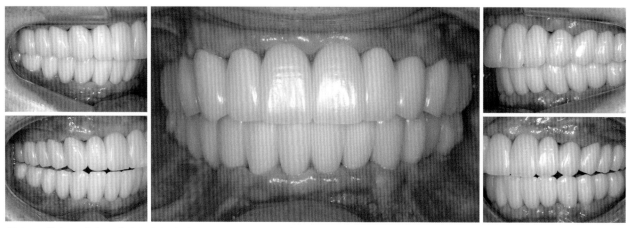

图 34　戴入口腔内。确认抑制下颌向后的侧方前伸诱导与后牙咬合分离量

颞下颌关节触诊

	右	左
压痛	−	−
弹响	−	−
捻发音	−	−
触知关节盘滑移	○	○
开口度	53 mm	

肌肉触诊

	右	左
咬肌深层	−	−
咬肌浅层起始部位前缘	−	−
咬肌浅层终止部位前缘	−	−
咬肌浅层下颌角部位	−	−
咬肌浅层中央	−	−
颞肌前部	−	−
颞肌中部	−	−
颞肌后部	−	−
二腹肌前腹	−	−
二腹肌后腹	±	−

图 35　术后口腔功能检查

四、正畸病例

▌病情概要

23岁女性，来院主诉颞下颌关节痛与关节杂音。2个月前开始发现右侧颞下颌关节张口时疼痛与弹响，严重肩膀酸胀与偏头痛，右眼内部疼痛。患者长期以俯卧位睡眠，起床时经常感觉右侧颞下颌关节僵硬。颞下颌关节检查发现右侧颞下颌关节交互弹响，开口时疼痛与外侧韧带压痛，进一步检查发现主要右侧肌群压痛明显。

1. 病情诊断

右侧颞下颌关节病Ⅲa型。

2. 发病机制诊断

咬合不良、睡眠时体位俯卧及磨牙症持续多年。2个月前开始由于繁忙，所以为了缓冲压力，睡眠时功能异常（夜磨牙）变得非常严重，结果导致右侧颞下颌关节关节盘前移。

3. 终末诊断

指导患者避免睡眠时俯卧的体位，并且对精神压力实施认知行为疗法。由于患者以前就注意到自己牙列不齐，所以希望颞下颌关节病治疗与牙列正畸治疗。另外，由于患者强烈希望尽可能缩短使用钢丝的正畸治疗时间，所以在颞下颌关节病保守治疗后根据"咬合7要素"使用多曲方丝弓（multi-loop edgewise arch wire, MEAW）技术进行牙列正畸治疗，最后使用隐形保持器。

▌颞下颌关节的治疗

首先，通过治疗前处置改善右侧关节盘变形，佩戴下颌前方调位𬌗垫使下颌获得牙尖交错位微微偏向左侧的舒适位置。10天后颞下颌关节稳定并且关节盘不发生前移。然后戴用稳定型𬌗垫，1周后肌肉与颞下颌关节的压痛消退，肩膀酸胀与偏头痛等症状也得到了改善。此时髁突顶向上方形成髁突偏向后方并压缩关节盘，同时代表咀嚼肌与二腹肌的舌骨上肌群的过度紧张得到了改善。与此相应，右侧后牙咬合接触消失而分离，并且咬合处于低位。

这个阶段开始正畸治疗，进行牙列的重新排列。

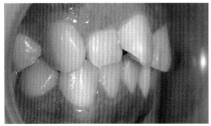

图 1 初诊时口腔内右侧状况

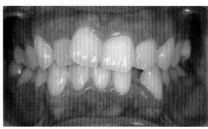

图 2 正面

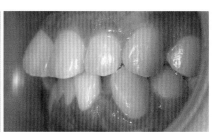

图 3 左侧

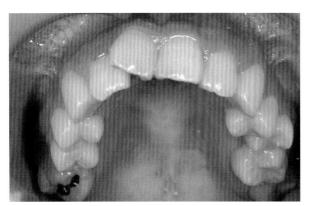

图 4 初诊时口腔内状况（上颌咬合面）

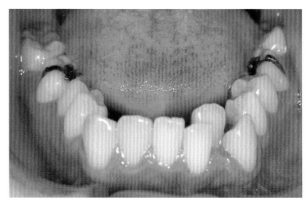

图 5 初诊时口腔内状况（下颌咬合面）

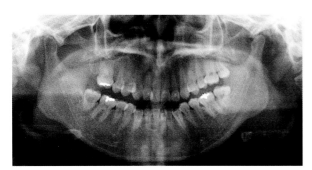

图 6 初诊时口腔全景片，<u>7</u>先天缺失。另外，发现右侧髁突滑移受限

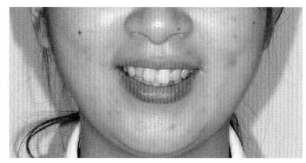

图 7 右侧颞下颌关节交互弹响，面下方偏向右侧

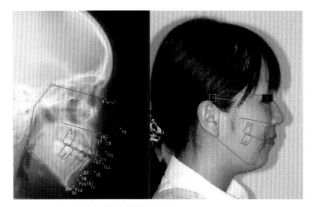

图 8 面部照片与投影测量重叠

Title	Mean	SD	Case
Facial angle			84.9
A-B plane			-7.3
Palatal plane to FH			3.1
A-B pl. to mand. pl.			69.5
IIA			131.0
ULP			-2.0
LLP			1.8
A.P.D.I.	80.61	3.82	80.8
Class Ⅰ			
O.D.I.	72.34	4.82	72.7
標準			
C.F.			153.5
CF > 152 非拔齒			
Extraction Index			153.8
ODI + APDI + (IIA - 130) / 5 - (ULP + LLP)			
Kix Index	1.1		1.1

图 9 根据 WinCeph9 头影测量分析描绘 51 点诊断。根据前后向异常指数（APDI）诊断为安氏Ⅰ类关系。根据垂直向异常指数（ODI）诊断为非深覆𬌗覆盖与开𬌗。根据综合指数（CF）诊断为非拔牙病例

初诊时口腔功能检查		
★颞下颌关节触诊	右	左
压痛	++	+
弹响	+	−
捻发音	−	−
触知关节盘滑移	○	○
开口度	45 mm	
★肌肉触诊	右	左
咬肌深层	+	−
咬肌浅层起始部位前缘	±	−
咬肌浅层终止部位前缘	±	±
咬肌浅层下颌角部位	±	±
咬肌浅层中央	±	
颞肌前部	++	±
颞肌中部	++	−
颞肌后部	+	−
二腹肌前腹	±	−
二腹肌后腹	++	++

图 10 初诊时口腔功能检查

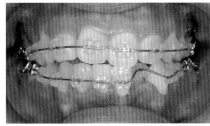 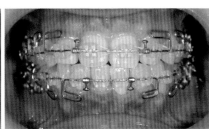 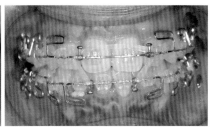

图 11 正畸治疗开始 1 个月后。最初整平阶段使用中号橡皮筋防止右侧髁突向后方移位，同时促进右侧后牙伸长且恢复咬合接触，防止髁突突向上方

图 12 3 个月后。根据"咬合 7 要素"使用 MEAW 技术开始三维空间的移动

图 13 7 个月后。确立水平方向牙尖交错位的同时为了前牙区形成恰当覆𬌗的前牙诱导，在前牙部位戴用颌间橡皮筋

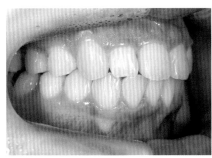 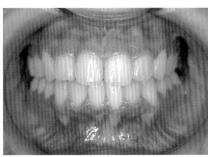 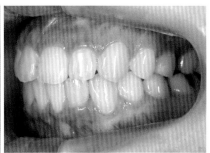

图 14~图 16 8 个月后。8 个月完成 MEAW 技术的移动。此时颞下颌关节症状、肩膀酸胀、偏头痛等症状没有再发而变得稳定，而且未发现功能异常问题。另外，此时患者对美学效果十分满意。由于患者强烈希望结束钢丝的正畸治疗，所以为了保持下前牙的最终状态及美学效果使用隐形保持器

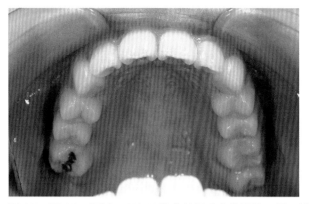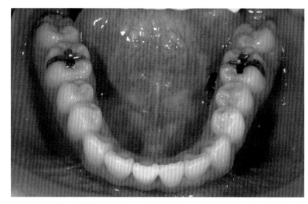

图 17，图 18　通过 MEAW 技术并用咬合微调整，尽可能使包含偏离牙尖交错位诱导及以"咬合 7 要素"为基础的咬合接触关系大致接近理想的状态

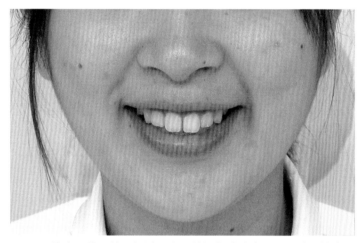

图 19　治疗后的面貌。经过 8 个月的短期治疗实现了口腔功能协调的牙列重建，患者十分满意

治疗后口腔功能检查		
★颞下颌关节触诊	右	左
压痛	−	−
弹响	−	−
捻发音	−	−
触知关节盘滑移	○	○
开口度	48 mm	
★肌肉触诊	右	左
咬肌深层	−	−
咬肌浅层起始部位前缘	−	−
咬肌浅层终止部位前缘	−	−
咬肌浅层下颌角部位	−	−
咬肌浅层中央	−	−
颞肌前部	−	−
颞肌中部	−	−
颞肌后部	−	−
二腹肌前腹	−	−
二腹肌后腹	−	−

图 20　治疗后的口腔功能检查

五、颞下颌关节病病例

▌ 病情概要

43 岁女性，3 天前起床时张口受限，不能像平时那样进行上下颌牙咬合。张口时左侧颞下颌关节剧烈疼痛。全身无特殊既往史。

★颞下颌关节触诊

	右	左
压痛	+	++
弹响	−	−
捻发音	−	−
触知关节盘滑移	×	×
开口度	23 mm	

图 1　初诊时颞下颌关节检查结果

★肌肉触诊

	右	左
咬肌深层	+	+
咬肌浅层起始部位前缘	−	−
咬肌浅层终止部位前缘	−	−
咬肌浅层下颌角部位	−	−
咬肌浅层中央	−	−
颞肌前部	−	−
颞肌中部	−	−
颞肌后部	−	−
二腹肌前腹	−	−
二腹肌后腹	++	++

图 2　初诊时肌肉触诊结果

侧方检查

左右侧几乎都不能触知髁突滑移。

口腔内状况

发现左右侧都存在非工作侧干扰。7 | 7 的嵌体 1 年前脱落后一直未再次治疗。

问诊信息

目前为止无弹响的既往史。无外伤等经历，4 天前有较大的精神压力。3 天前早晨不能张口。通常睡觉的体位多数为俯卧，目前为止一次也没有出现过张口受限、颞下颌关节杂音及疼痛。

▌ 诊断

1. 病情诊断

颞下颌关节病，左侧颞下颌关节急性关节盘不可复性前移（颞下颌关节锁死·ⅢB 型）。

2. 发病机制诊断

左右侧磨牙有明显的非工作侧干扰，外侧韧带与关节囊发生松弛，关节盘容易发生前移。而且，精神压力导致严重的夜间功能异常，俯卧睡觉的体位使左侧髁突挤向后方而发生颞下颌关节关节盘前移。

3. 预后诊断

使用前面介绍的改良型手法治疗技术复位关节盘，通过适当复位后处置使关节盘变形，最终使颞下颌关节恢复正常的状态。

另外，通过咬合调整去除非工作侧干扰，最初 3 个月夜间戴用稳定型殆垫以实现颞下颌关节稳定并维持良好的状态。让患者尽可能避免俯卧的睡觉体位。

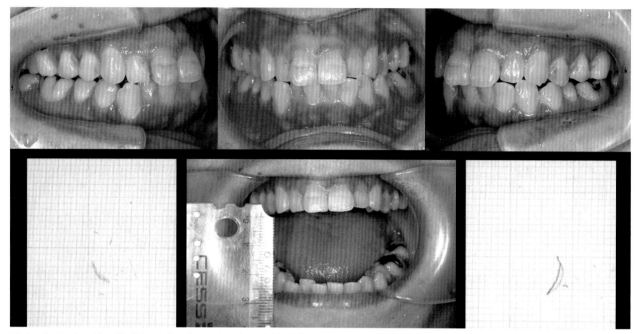

图3 初诊时口腔内状况与最大开闭口时髁突运动轨迹（施行手法治疗技术前）。检查发现最大开口度为23mm，左侧颞下颌关节有较强的运动疼痛。施行前面章节介绍的徒手关节盘复位术（改良型手法治疗技术）后立刻将开口度改善到52mm，颞下颌关节疼痛消退

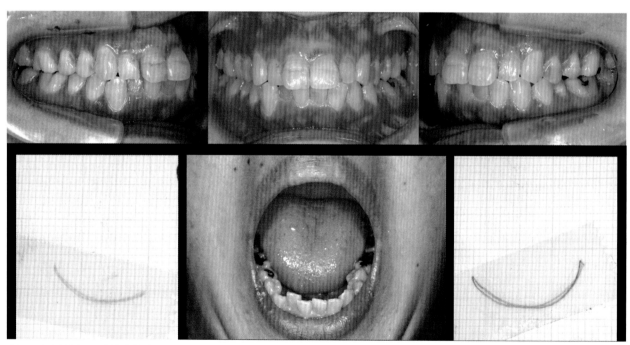

图4 通过施行手法治疗技术，经过4年时间，定期检查口腔内状况与最大开闭口时髁突运动轨迹。未发现张口受限、颞下颌关节压痛及肌肉压痛等，一直保持良好的状态

参考文献

1) Gysi, A.：Special teeth for cross-bite cases. *Dent Digest*, **33**：167〜171, 1927.

2) Gysi, A.：Research in denture construction. *J. Am. Dent. Assoc*, **16**：199〜223, 1929.

3) Payne, S. H.：A posterior set-up to meet individual requirements. *Dent Digest*, **47**：20〜22, 1941.

4) 上條雍彦：図説 口腔解剖学 2. アナトーム社, 1966, 220〜390.

5) Pound, E.：Utilizing speech to simplify a personalized denture service. *J. Prosthet. Dent*, **24**：586〜600, 1973.

6) Pound, E.：An introduction to denture simplification PhaseⅡ. *J. Prosthet. Dent*, **29**：598〜607, 1973.

7) Lundeen, H., Wirth, C.：Condylar movement patterns engraved in plastic blocks. *J. Prosthet. Dent*, **30**（6）：866〜875, 1973.

8) Tylman, S. D. 著, 下総高次監訳：ティルマン クラウン・ブリッジ 上巻. 医歯薬出版, 1974.

9) 羽賀通夫：咬合学入門. 医歯薬出版, 1980.

10) Okeson, J. P., Dickson, J. L., Kemper, J. L.：The influence of assisted mandibular movement on the incidence of nonworking tooth contact. *J. Prosthet. Dent*, **48**（2）：174〜177, 1982.

11) Gerber, A., Steinhardt, G.：Kiefergelenkstorun-gen-diagnostik und therapie. 1st ed. Quintessence VerlagsGmbH, 1983.

12) Williamson, E. H., Lundquist, D. O.：Anterior guidance：Its effect on electromyographic of the temporal and masseter muscles. *J. Prosthet. Dent*, **49**（6）：816〜823, 1983.

13) Rugh, J. D., Katz, J. O.：The effect of verbal instruction on identification of balancing contacts. *J. Dent. Res*, **65**：189, 1986（abstract）.

14) 小出 馨：リンガライズド・オクルージョンは何故優れているのか—鉤歯保全と咀嚼効率を考慮した咬合接触様式の選択—. ザ・クインテッセンス, **5**：1637〜1649, 1986.

15) 小出 馨：リンガライズド・オクルージョンの生かし方（上）—理論と術式—. QDT, **12**：1076〜1089, 1987.

16) 小出 馨：リンガライズド・オクルージョンの生かし方（下）—症例に応じた使い分けとリンガライズド・オクルージョン用ブレードティース—. QDT, **12**：1228〜1245, 1987.

17) 丸山剛郎：臨床生理咬合. 医歯薬出版, 1988.

18) Coffey, J. P. et al.：A preliminary study of the effects of tooth guidance on working-side condylar movement. *J. Prosthet. Dent*, **62**：157〜162, 1989.

19) 小出 馨ほか：リンガライズド・オクルージョンの有効性と人工歯咬合面形態に関して. 顎咬合誌, **11**：21〜40, 1990.

20) 皆木省吾ほか：顎関節内障の発症調節メカニズムに関する研究—平衡側防護接触が平衡側顎関節に及ぼす影響—. 補綴誌, **34**・84 回特別号：56, 1990.

21) Minagi, S., Watanabe, H., Sato, T., Tsuru, H.：Relationship between balancing-side occlusal contact patterns and temporomandibular joint sounds in humans：Proposition of the concept of balancing-side protection. *J. Craniomandib. Disord*, **4**（4）：251〜256, 1990.

22) 松本直之：リンガライズド・オクルージョンの実際. Dental Diamond, 8〜79, 1993.

23) 小出 馨ほか：リンガライズド・オクルージョンの臨床 第 1〜6 回. QDT, **20**：229〜236, 397〜

406，505〜512，667〜682，801〜811，959〜977，1995.

24）小出　馨，星　久雄：咬合器の機能と機構．症例からみた咬合器の選び方・使い方／歯科技工別冊．52〜62，1995.

25）影山幾男ほか著，三好作一郎編：歯の解剖学．医歯薬出版，1996.

26）小出　馨：舌側化咬合（いわゆるリンガライズド・オクルージョン）における臼歯部人工歯のあり方．日本歯科評論，**643**：117〜133，1996.

27）長谷川成男，坂東永一：臨床咬合学事典．医歯薬出版，1997.

28）保母須弥也ほか：咬合学辞典．クインテッセンス出版，1998.

29）小出　馨，佐藤利英ほか：機能的審美補綴—審美的な補綴物のための必須条件—第1〜4回「発育葉から歯の形態を捉える」．QDT，**25**：1094〜1101，1247〜1252，1401〜1409，1548〜1556，2000.

30）小出　馨，西川義昌編：補綴臨床別冊／図解　咬合採得．2001.

31）小出　馨ほか：補綴臨床別冊／基本クラスプデンチャーの設計．2002.

32）小出　馨ほか：リンガライズド・オクルージョン用4歯連結硬質レジンブレードティースの有効性—的確な咬合構成をより簡便に—．歯科技工，**30**（11）：1377〜1388，2002.

33）古谷野　潔，矢谷博文編，土屋昌男広，渡辺　誠：リンガライズド・オクルージョン．歯科技工別冊／目で見る咬合の基礎知識．214〜217，2002.

34）小出　馨ほか：咬合器を使いこなすために—咬合器の理論と実践—第1〜6回．歯科技工，**28**：213〜217，487〜491，717〜721，981〜985，1273〜1280，1476〜1480，2002.

35）山﨑長郎　監修，今井俊広，小出　馨ほか：臨床咬合補綴治療の理論と実践．クインテッセンス出版，2003.

36）井出吉信，小出　馨編：補綴臨床別冊／チェアサイドで行う顎機能検査のための基本機能解剖．2004.

37）小出　馨ほか：歯科技工別冊／クリニカル・クラスプデンチャー．2004.

38）古谷野　潔，市来利香，築山能大著：入門咬合学．医歯薬出版，2005.

39）Okeson, J. P. 著，矢谷博文，和島浩一監訳：Okeson TMD 原著第5版．医歯薬出版，2006.

40）Dawson, P. E.：Functional Occlusion：From TMJ to Smile Design. Mosby, St. Louis, 2007.

41）佐々木啓一，三浦宏之ほか：歯科技工別冊／生体体位の実践・咬合技工．2007.

42）小出　馨ほか：歯科技工別冊／デザイニング・コンプリートデンチャー．2008.

43）中村昭二：偏頭痛・緊張性頭痛で高い治療効果　咬合重心の異常から生じる頭痛．メディカル朝日，**37**（8）：32〜34，2008.

44）井出吉信，桑田正博，西川義昌：歯科技工別冊／Biological Crown Contour 生体に調和する歯冠形態．2008.

45）小出　馨ほか：研究成果と臨床応用—顎機能と調和した咬合構成の為に—．歯学，96巻秋期特集号，2008.

46）桑田正博，茂野啓示編，小出　馨ほか：歯界展望別冊／実践咬合調整テクニック：8〜23，2009.

47）本多正明：歯列安定に大切なガイドライン—歯科臨床における咬合の実践的なガイドライン—．特定非営利活動法人　日本顎咬合学会，2009.

48）本多正明：Longevity を得るための力のコントロールのキーワード—歯科臨床における咬合の実践的なガイドライン—．特定非営利活動法人　日本顎咬合学会，2009.